AF457999

PHYSIOLOGIE ÉTIOLOGIQUE

ET TRAITEMENT

DE

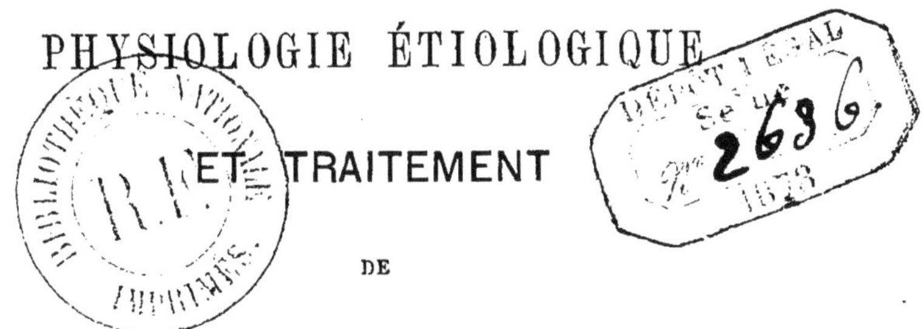

L'ANAPHRODISIE

PAR

Le Docteur Charles PECHENET

PARIS
ADRIEN DELAHAYE, LIBRAIRE-ÉDITEUR
PLACE DE L'ÉCOLE-DE-MÉDECINE

1873

A MON CHER ET EXCELLENT PÈRE,

LE Dr PECHENET

Témoignage public de ma profonde reconnaissance pour l'affectueuse sollicitude dont il n'a cessé de m'entourer.

PHYSIOLOGIE ÉTIOLOGIQUE

ET

TRAITEMENT DE L'ANAPHRODISIE

AVANT-PROPOS.

On désigne, sous le nom d'*anaphrodisie* (α privatif — ἀφροδίτη, Vénus), un trouble passager ou permanent des fonctions génitales, caractérisé par la lenteur, le défaut d'énergie, ou même l'impossibilité absolue de l'érection du pénis.

Cet état particulier est synonyme d'impuissance à pratiquer le coït. — On doit donc bien se garder de le confondre avec l'*agénésie* ou *stérilité*, qui est l'impuissance à procréer.

Le sperme d'un homme frappé d'anaphrodisie peut avoir toutes les qualités propres à assurer la fécondation; il ne lui manque, pour ainsi dire, que la faculté de les dévoiler,— tandis qu'il peut arriver que le sperme d'un homme jouissant de ses facultés viriles dans toute leur plénitude, soit totalement dépourvu de ses propriétés fécondantes.

L'homme stérile peut encore éprouver tous les plaisirs

de l'amour, sinon en recueillir tous les résultats, — l'homme atteint d'anaphrodisie n'a plus de virilité, — et on conçoit ce qu'une pareille situation peut causer de démoralisation profonde chez un individu encore jeune.

Si, au début de ce travail, je m'attache ainsi à établir une distinction bien nette entre ces deux états morbides si différents par leur essence même, c'est que certains auteurs, ne voyant que le but de la fonction altérée, donnent indistinctement le nom d'*anaphrodisie* ou impuissance, et de *stérilité* à toute affection de nature à empêcher la reproduction de l'espèce. — Or, c'est là une erreur profonde; souvent, il est vrai, l'impuissance et la stérilité sont réunies sur le même individu; mais leur physiologie pathologique est entièrement dissemblable.

Je ne crois pas non plus qu'il faille admettre, comme le veut M. Félix Roubaud, dans son excellent Traité de l'*impuissance* et de la *stérilité* — un état d'anaphrodisie pour la femme; — certainement on trouve chez elle un appareil érectile (bulbe du vagin, clitoris) fort bien constitué, — mais le fonctionnement de cet appareil, c'est-à-dire l'érection, n'est pas indispensable à la copulation; je dirai plus, la fécondation peut même s'effectuer sans son concours, car cette érection ne contribue en quoi que ce soit, ni par elle-même, ni par la sensibilité qu'elle met en jeu, à favoriser l'acte le plus important de la génération, je veux dire l'union du sperme et de l'ovule. — En un mot, une femme peut être plus ou moins ardente aux plaisirs de l'amour; cela tient à bien des conditions que je n'ai pas le loisir de développer ici; mais son rôle passif dans le coït ne comporte pas d'état analogue à celui de l'anaphrodisie pour l'homme.

Les organes qui, chez l'homme, président à la fonction génitale, constituent un appareil de sécrétion complet dont le produit est le sperme.

L'organe sécréteur est le *testicule*.

Le conduit vecteur est formé par l'*épididyme* et le canal *déférent*.

Le réservoir du sperme est la vésicule *séminale*.

Les canaux *éjaculateurs* et l'*urèthre* forment, par leur réunion, le canal excréteur.

Mais l'organe dont l'étude nous intéresse le plus ici, c'est celui qui sert à la copulation, c'est le *pénis*.

Pour que le pénis puisse pénétrer dans le vagin, et aille porter jusqu'au col de l'utérus la liqueur fécondante, il faut qu'à un moment donné il acquière le volume et la consistance nécessaires à l'accomplissement de cet acte.

C'est dans ce but que la nature l'a pourvu d'un appareil *érectile*, et le phénomène spécial à l'aide duquel se produisent la turgescence et la rigidité du pénis porte le nom d'*érection*.

Nous avons défini l'anaphrodisie un trouble dans l'érection : — il nous paraît donc opportun d'étudier l'appareil érectile et son fonctionnement normal, avant d'aborder sa physiologie pathologique.

---

§ I. — Appareil de l'érection.

a. — ANATOMIE TOPOGRAPHIQUE.

La verge se compose :

D'une partie centrale, l'*urèthre*, entouré par une gaîne de tissu spongieux qui présente deux parties renflées, en avant le *gland*, en arrière le *bulbe;*

Des corps *caverneux;*

D'enveloppes au nombre de quatre (peau, — couche de fibres musculaires lisses, analogues au dartos, et formant le muscle péripénien bien décrit par M. Sappey; — couche celluleuse; — couche élastique). — Ces diverses couches se réunissent en avant pour constituer le prépuce, qui forme au gland une sorte de capuchon.

Les seules parties dont l'étude nous intéresse particulièrement ici, comme constituant l'appareil érectile, sont les corps *caverneux*, et le tissu *spongieux* de l'urèthre.

Corps caverneux.

Ils forment deux cylindres adossés comme les canons d'un fusil double, et présentent deux faces et deux extrémités.

La face *supérieure* est parcourue, d'avant en arrière, par un sillon sensible au toucher pendant l'érection. Elle est en rapport avec les vaisseaux dorsaux, et le ligament suspenseur de la verge. — La face *inférieure* présente un sillon analogue, un peu plus profond, qui longe le canal de l'urèthre. — L'extrémité *antérieure* arrondie forme une double tête recouverte par le gland qui la coiffe. — Au niveau de l'extrémité *postérieure*, les deux corps caverneux se séparent, et vont, par deux *racines* distinctes, s'implanter sur les branches ascendantes de l'ischion, descendantes du pubis; — à chaque racine vient s'insérer un muscle ischio-caverneux.

Les corps caverneux sont entourés par une membrane blanchâtre, de nature fibreuse. Ils ne sont pas séparables; leurs cavités communiquent à travers une cloison médiane incomplète, qui a pu être comparée à un peigne à cause de sa disposition.

Tissu spongieux de l'urèthre.

Dans sa portion pénienne, l'urèthre, avons-nous dit, est entouré d'une sorte de gaîne de tissu spongieux, — cylindrique au milieu, renflé aux extrémités, où il forme en avant le *gland* — en arrière le *bulbe*.

Le *gland* a la forme d'un cône, dont la base déborde et recouvre l'extrémité antérieure des corps caverneux. Dans le sillon qui sépare du prépuce la couronne du gland, se trouvent les glandes de *Tyson*, qui sécrètent une matière caséeuse et très-odorante.

Le *bulbe*, — ou renflement postérieur de la portion spongieuse de l'urèthre, — est en rapport avec l'aponévrose périnéale moyenne qui le sépare du muscle de Wilson; en bas, avec l'aponévrose périnéale inférieure et les muscles bulbo-caverneux.

Muscles du périnée.

Les deux muscles, annexes du pénis, qui contribuent à l'érection, sont :

1° *Bulbo-caverneux.* — Il prend son point d'insertion fixe en arrière, sur une intersection fibreuse commune à ce muscle, au sphincter externe, et aux transverses. De là, ses fibres se portent en avant et s'insèrent sur la face inférieure du bulbe en se rapprochant de la ligne médiane à la manière des barbes d'une plume sur l'axe. Les fibres externes, au lieu de se fixer au bulbe, contournent la racine de la verge et vont s'entrecroiser sur le dos de cet organe : elles constituent le muscle de Houston.

Lorsque le bulbo-caverneux se contracte, il chasse les dernières gouttes d'urine et de sperme qui s'y trouvent contenues, d'où le nom que lui donnent les anciens : « *Accelerator urinæ et seminis.* » Quant à son rôle dans l'érection, nous le décrirons plus tard.

2° *Ischio-caverneux.* — S'insère en arrière à la tubérosité de l'ischion au-dessous du transverse, et, en avant, va s'implanter sur la racine du corps caverneux correspondant, à son point de réunion, avec celle du côté opposé.

Il a pour action d'attirer la verge en bas et en arrière et de comprimer les racines des corps caverneux pour chasser vers l'extrémité antérieure du tissu érectile le sang qu'elles contiennent.

Signalons aussi, comme jouant un rôle dans l'érection, le muscle de Wilson, formé par de petits faisceaux musculaires de la vie organique horizontalement étendus de la partie postérieure de la symphyse du pubis à la loge prostatique. C'est dans l'épaisseur de cette masse musculaire que se trouvent placées les veines qui constituent le plexus de Santorini.

Vaisseaux et nerfs du pénis.

1° Artères. — Les artères du pénis viennent toutes de la honteuse interne, émanée de l'hypogastrique ou iliaque interne. — Cette artère, au niveau de l'ischion, se partage en trois branches terminales :

a. Artère bulbeuse, — qui, pénétrant d'arrière en avant, va se terminer en spirales dans le bulbe et la partie cylindroïque du tissu spongieux. Plusieurs de ses rameaux communiquent avec la dorsale de la verge.

b. Artère dorsale de la verge. — Passe sous le pubis, longe les corps caverneux, et, après avoir fourni quelques ramaux anastomotiques à la muqueuse, va s'épuiser dans le *gland*.

c. Artère caverneuse. — Pénètre dans le corps caverneux par la partie supérieuse et interne de leurs racines, et verse le sang dans les aréoles de leur tissu érectile.

2° Veines. — Le pénis possède deux veines médianes : une *superficielle* ou sous-cutanée, et une *profonde*.

Les veinules émanées des aréoles des corps caverneux et de la portion cylindroïque du tissu spongieux de l'urèthre contribuent à former la veine dorsale *profonde*. Ainsi constitué, ce tronc commun va se confondre avec un plexus veineux situé à la base du gland, et tous ces vaisseaux, tronc de la dorsale profonde, veines du gland, vont se jeter dans la veine dorsale superficielle de la verge. Celle-ci, à son tour, passe sous le pubis à travers l'arcade fibreuse qui donne insertion au muscle orbiculaire de l'urèthre ; là elle forme le plexus *pudendalis*, qui communique lui-même en arrière avec le plexus de *Santorini*, situé derrière la symphyse du pubis, au-devant de la vessie, sur les côtés de la prostate, et au milieu des fibres du muscle de Wilson. Ce plexus va se continuer en arrière avec le plexus vésical.

Quant aux veines du *bulbe*, elles passent entre les racines des corps caverneux et vont se jeter directement dans le plexus de Santorini.

3° Nerfs. — Les nerfs du pénis émanent, les uns du système cérébro-spinal, les autres du système ganglionnaire ou grand sympathique.

Les nerfs *spinaux* sont tous fournis par le honteux interne, branche du plexus sacré. Au niveau de la face interne de la tubérosité de l'ischion, ce nerf honteux interne se divise en deux branches :

1° *Branche supérieure ou dorsale de la verge*, — qui, traversant le ligament supérieur, longe la face supérieure des corps caverneux, et va se distribuer à la peau de la verge, à la portion spongieuse de l'urèthre, au prépuce, et surtout à la muqueuse du gland, où elle forme de nombreuses papilles.

2° *Branche inférieure ou périnéale*, — qui, se portant en bas, se distribue aux muscles, à la peau du périnée, et va se terminer dans le scrotum.

Quant aux filets du grand sympathique, dont l'influence, pour les phénomènes de l'érection, est bien plus considérable que celle des rameaux spinaux, ils émanent tous du plexus hypogastrique, et vont animer les fibres musculaires des trabécules du tissu érectile et surtout les parois des artérioles qui aboutissent aux cavités aréolaires.

b. — ANATOMIE HISTOLOGIQUE. — TISSU ÉRECTILE.

Les corps caverneux et le tissu spongieux de l'urèthre, chez l'homme, le bulbe du vagin et le clitoris, chez la femme, sont constitués par du tissu érectile.

Ce tissu est formé par une membrane extérieure fibreuse qui le limite, par des cloisons ou trabécules parties de la surface interne de l'enveloppe, et s'entrecroisant en tous sens pour déterminer des aréoles. Ces cavités aréolaires, qui contiennent le sang, communiquent toutes entre elles. Elles sont interposées entre les artères et les veines; elles ne sont, en définitive, comme nous le verrons plus tard, que des capillaires énormément dilatés.

Tous les auteurs comparent le tissu érectile à une éponge, et cette comparaison fort juste donne une assez bonne idée de leur aspect. C'est principalement sur des pièces insufflées, puis desséchées, où on voit les cavités aréolaires circonscrites par des parois incomplètes, communiquant toutes entre elles, que la ressemblance est frappante.

Mais la description sommaire de l'aspect extérieur d'un organe ou d'un tissu, description dont se contentaient les anciens anatomistes, dépourvus de nos puissants moyens d'investigation, ne nous satisfait plus aujourd'hui. Sans la connaissance de la structure intime des éléments qui composent l'organisme, l'explication de la plupart des phénomènes physiologiques est impossible.

Les cloisons ou trabécules, qui séparent les alvéoles du tissu érectile, sont constituées par des vaisseaux, des nerfs, du tissu lamineux, de loin en loin quelques fibres musculaires de la vie organique, mais surtout une trame élastique. Elles ont à peu près 1 millimètre dans les corps caverneux; mais elles sont beaucoup plus petites dans le tissu spongieux de l'urèthre. C'est, d'ailleurs, la seule différence qui existe entre ces deux portions du tissu érectile.

Ces trabécules sont tapissées par une membrane homogène et transparente directement en contact avec le sang. Elle est analogue à la tunique de Bichat, qui constitue uniquement les capillaires. De plus, nous devons signaler à la surface de cette membrane quelques cellules épithéliales, si difficiles à observer, qu'on a pendant longtemps nié leur existence.

C'est l'élément élastique qui forme réellement la charpente du tissu érectile de la verge et lui donne sa consistance véritable.

Le tissu lamineux n'offre pas pour nous un intérêt spécial.

Quant aux éléments musculaires, ils sont beaucoup plus rarement disséminés que ne l'ont pensé certains auteurs qui ont établi leur théorie du mécanisme de l'érection entièrement sur leur abondance. Un habile micrographe, M. Legros (1), qui s'est livré à une étude assez approfondie de ce point délicat d'anatomie histologique, a recherché les noyaux des fibres-cellules en imbibant d'abord la préparation d'une solution de carmin, lavant ensuite à l'eau distillée, et traitant par l'acide acétique.

(1) Des tissus érectiles et de leur physiologie. Thèse de Paris, 1866.

Son travail lui a permis d'affirmer d'une façon très-nette que ces éléments musculaires des trabécules ne se présentent que par petits faisceaux disséminés surtout dans les trabécules les plus fines.

« Il y a, dit M. Legros, de ces petites trabécules uniquement constituées par un faisceau musculaire recouvert de la membrane de Bichat, et qui, s'insérant sur des lamelles élastiques assez larges, ressemblent, comme aspect, aux tendons des valvules du cœur. »

D'ailleurs, il semble y avoir un rapport constant entre la présence de nombreux faisceaux de fibres-cellules et le volume et la largeur de la verge. Chez le cheval, ces éléments musculaires sont fort nombreux. Chez le chien, c'est avec beaucoup de peine qu'on peut en constater la présence. Et enfin, d'après Certi, on n'en trouve pas de traces dans les trabécules de la verge de l'éléphant.

L'étude des vaisseaux du tissu érectile est d'une importance considérable pour établir une théorie physiologique raisonnée de l'érection.

1° *Artères.* — Les artères qui se distribuent au tissu érectile, chez la femme comme chez l'homme, présentent toutes la même disposition. Du tronc principal partent des branches qui cheminent dans l'épaisseur des parois ou trabécules, puis elles se divisent brusquement en plusieurs ramuscules qui se contournent en spirales et viennent s'ouvrir dans les aréoles. Ces artères, auxquelles Müller donna le premier le nom très-juste d'artères *hélicines*, conservent une tunique musculaire puissante jusqu'à l'aréole. Là, cessent brusquement les fibres-cellules du tissu musculaire organique, et la tunique interne seule ou tunique épithéliale va se continuer, sans interruption, avec les parois alvéolaires.

C'est ainsi que se trouve établie la communication des artères hélicines avec les cavités alvéolaires du tissu érectile. Ces artères présentent une autre particularité intéressante : je veux parler de leur richesse en éléments contractiles.

Il n'y a pas, dans l'économie, de région qui montre des vaisseaux munis d'un appareil musculaire aussi puissant et offrant une résistance plus grande. Dans les injections, on peut leur faire supporter, sans les rompre, une pression douze fois plus considérable que la pression normale du sang artériel. Et ce n'est pas seulement dans les gros troncs qu'on observe cette abondance de fibres-cellules; c'est surtout dans les petites artérioles terminales.

2° *Capillaires*. Dans le tissu érectile, nous l'avons dit, les capillaires peuvent être considérés comme représentés par les aréoles elles-mêmes. Ces cavités, où séjourne le sang, sont en effet intermédiaires entre les artères et les veines. D'ailleurs, on doit en convenir, ces dilatations ampullaires ont la même structure anatomique que les artères et les veines. L'élément élastique des trabécules représente la tunique externe; l'élément musculaire, la tunique moyenne. La membrane interne lisse et transparente est à peu près analogue à la tunique interne ou épithéliale. De plus, indépendamment des vaisseaux qui s'ouvrent d'une façon directe dans les aréoles, M. Legros a constaté l'existence de capillaires ordinaires, véritables *vasa-vasorum*, qui se ramifient dans l'épaisseur des trabécules pour en assurer la nutrition. L'identité est donc complète.

3° *Veines*. — Issues des aréoles, les veines se portent dans les différentes directions que nous avons déjà indiquées, pour constituer les veines dorsales, *superficielle* et *profonde* de la verge. Elles ne présentent ni dans leur texture, ni dans leur disposition, rien qui puisse être pour nous d'un intérêt spécial.

Nerfs. — Les nerfs du tissu érectile des organes génitaux de l'homme et de la femme ont leur origine dans le plexus hypogastrique, et sont constitués, en grande partie, par des filets du grand sympathique. Je ne parlerai pas ici de leur trajet et de leurs subdivisions: c'est chose déjà faite. J'insisterai uniquement sur leur mode de terminaison.

De nombreux faisceaux nerveux pénètrent dans les tissus et se répandent dans les cloisons alvéolaires, mais leur principale destination n'est point aux rares fibres musculaires contenues dans les trabécules. C'est à peine si quelques filets sont affectés à cet usage, mais ils se répandent en nombre considérable sur les tuniques des artérioles terminales, ces petits rameaux à musculature si puissante. L'abondance des filets nerveux sur ces artères est en parfaite proportion avec la richesse du tissu musculaire ou élément contractile de ces vaisseaux; et, à elle seule, une pareille disposition anatomique peut faire deviner le rôle important que ces vasomoteurs sont destinés à jouer dans l'érection.

Ainsi, en résumé, nous voyons que le tissu érectile des organes génitaux, dont l'aspect extérieur peut se comparer à celui d'une éponge, est caractérisé par des cavités aréolaires communiquant d'une part avec les artères, d'autre part avec les veines. Ces dilatations ampullaires, dont les cloisons ou trabécules sont constituées par des éléments élastiques et lamineux entremêlés de quelques fibres musculaires, sont tapissés à leur intérieur par une membrane épithéliale ; leur position intermédiaire entre les artères et les veines permet de les regarder comme des capillaires énormément dilatés. Enfin, les artères *hélicines*, dont la musculature est si puissante et l'innervation si riche, se terminent insensiblement dans les alvéoles.

La gaîne fibreuse ou albuginée, dans laquelle sont contenus ces éléments divers ne fait réellement point partie du tissu érectile ; elle l'enveloppe de toutes parts, et son usage principal est de limiter la distension des aréoles. Aussi, a-t-on vu parfois le tissu spongieux faire hernie pendant l'érection à travers des éraillures de cette membrane fibreuse.

§ II. — Mécanisme de l'érection.

L'érection, chez l'homme, est caractérisée par la turgescence, la rigidité, et, par suite, le changement de direction du pénis.

Cette augmentation de volume et de consistance a pour but de faciliter l'introduction de la verge dans les organes génitaux de la femme et lui permet ainsi de porter jusqu'au col de la matrice la liqueur spermatique destinée à la fécondation.

Ce phénomène de l'érection accompagne aussi, chez la femme, l'acte du coït. Le bulbe du vagin et le clitoris deviennent le siége d'une turgescence analogue à celle du membre viril.

« L'érection, dit M. le professeur Béclard (1), met les

(1) Traité de physiologie, page 1133.

organes mâles et femelles dans un état de turgescence tel, que ces organes, doués en ce moment d'une sensibilité exaltée, s'appliquent intimement l'un sur l'autre : elle augmente ainsi dans les deux sexes la sensation voluptueuse, sensation par laquelle se trouve assurée dans toute la série animale, la reproduction de l'espèce. Telle est surtout sa destination. »

Si on veut se rendre compte du mécanisme de l'érection, on trouve parmi les auteurs une extrême divergence d'opinions. Je ne parlerai point de celles qui étaient professées jusqu'à de Graaf; pour expliquer leurs théories plus ou moins ingénieuses, les devanciers du savant physiologiste faisaient intervenir les esprits animaux et leur prétendue action sur le fonctionnement des organes génitaux.

Sur la question qui nous occupe en ce moment, les auteurs modernes semblent partagés en deux camps :

Pour les uns, l'érection est sous la dépendance unique d'un obstacle siégeant sur le trajet du sang veineux et empêchant, pour ainsi dire, le dégorgement du pénis.

Pour les autres, l'érection serait la conséquence directe d'un influx nerveux sur les conduits vasculaires du pénis.

Pour tous d'ailleurs, il est parfaitement évident que la turgescence du pénis, dans l'érection, est due à l'afflux du sang dans les aréoles des tissus caverneux et spongieux.

Examinons rapidement ces différentes théories explicatives.

Pour Régnier de Graaf, le retour du sang veineux serait empêché par la compression qu'exerceraient sur les racines des corps caverneux les muscles ischio-caverneux ; en outre, cette contraction musculaire aurait pour effet de forcer le sang qui arrive par les artères à refluer en avant vers les parties antérieures des corps caverneux et vers le gland.

M. Mercier (1) pense que cet obstacle au retour du sang veineux réside dans la contraction exercée par les faisceaux du muscle de Wilson qui entoure le plexus de Santorini.

Pour M. Bérard, le sang serait retenu dans les aréoles des tissus érectiles par la contraction même des faisceaux musculaires que contiennent les cloisons ou trabécules. Les orifices de communication des aréoles avec les conduits veineux seraient fermés sous l'influence de cette contraction et dès lors il y aurait stase sanguine produisant la régidité pénienne.

M. Kobelt (2), avec l'appui d'une autorité que lui concèdent d'importants travaux sur cette matière, s'efforce de démontrer qu'une expansion aponévrotique émanée du muscle bulbo-caverneux, et disposée en forme de sangle au-dessus de la veine dorsale de la verge, exerce une vive contraction sur celle-ci, et empêche le reflux du sang en arrière. Il admet avec les auteurs précédents la contraction des bulbo et ischio-caverneux amenant la progresssion du sang vers les parties antérieures.

M. Rouget, combinant pour ainsi dire les théories de Bérard et de Mercier, professe que l'obstacle à la sortie du sang veineux réside dans la contraction des fibres musculaires des trabécules, et surtout dans celle des

(1) Lettre de Mercier à Debrou sur le mécanisme de l'érection. Gazette médicale, année 1850.

(2) Appareil du sens génital. Strasbourg, 1851.

fibres du muscle de Wilson, qui entoure le plexus veineux de Santorini.

Enfin, suivant M. le professeur Sappey, l'érection serait due à la compression qu'exerce sur les veines qui rampent à la surface des corps caverneux, le muscle péri-pénien sous-jacent à la peau.

Toutes ces théories que nous venons d'analyser brièvement diffèrent plus par le détail que par le fond même ; en somme, n'est-ce pas toujours le même point de départ : la rigidité pénienne dépendant uniquement d'un obstacle qui s'oppose au reflux du sang veineux ?

Tous les physiologistes n'ont pas admis cette explication primordiale.

Kölliker (1) déclare que l'érection lui semble due au relâchement des fibres musculaires contenues dans le tissu érectile, et non à leur contraction, comme le veulent Bérard et Rouget. Suivant le physiologiste allemand, ce tissu érectile est susceptible de se remplir de sang, comme une éponge qu'on cesse de comprimer.

L'opinion de M. le professeur Charles Robin présente beaucoup de ressemblance avec celle de Kölliker. Pour notre savant micrographe, l'érection est caractérisée par la cessation d'action du grand sympathique, et, par suite, celle des nerfs vaso-moteurs, émanés eux-mêmes du plexus hypogastrique, qui président aux contractions des artérioles du tissu érectile de la verge. C'est une véritable paralysie des parois vasculaires ; elles se relâchent et subissent une augmentation notable dans leur diamètre ; d'où la congestion, l'afflux le plus con-

(1) Kœlliker. Éléments d'histologie humaine, traduits par MM. Sée et Béclard ; 1855.

sidérable du sang; en un mot, tous les phénomènes qui déterminent l'érection.

Un élève de M. Robin, M. Legros, dans une thèse où il déploie beaucoup de science en histologie, émet une théorie diamétralement opposée à celle de son maître. Suivant cet auteur, l'érection est due à la contraction progressive, vermiculaire des artérioles du tissu érectile, contraction *autonome* qui s'ajoute à l'impulsion cardiaque. Les artères du pénis, se contractant isolément, représenteraient, pour ainsi dire, un cœur accessoire subordonné à l'influence du grand sympathique.

Telles sont les différentes théories émises sur le mécanisme de l'érection. Sans vouloir, avec un ton doctrinal qui ne nous siérait point, leur faire à toutes leur procès, nous dirons, avec M. Liégeois, que toutes elles ont le même tort; elles sont trop exclusives.

L'érection se compose de *deux* temps; or chacune d'elles n'envisage qu'un seul temps, et néglige totalement l'autre.

Le premier temps de l'érection est caractérisé par la *turgescence* de la verge, mais sans rigidité. Nous pensons, avec M. Robin, qu'il dépend de la paralysie des vaso-moteurs animant les parois des artérioles du tissu érectile. Peut-être même l'opinion de Kölliker est-elle juste; il est possible qu'à un certain degré les rares fibres musculaires des trabécules soient paralysés. Dès lors, se développe tout à l'aise cette congestion pénienne, cette dilatation par le sang des aréoles du tissu érectile, c'est-à-dire de véritables capillaires modifiés.

Le deuxième temps de l'érection est marqué par la turgescence et la *rigidité* du pénis. Il dépend uniquement de la contraction des muscles placés sur le trajet des canaux veineux, et, par conséquent, de l'obstacle, du barrage musculaire, pour ainsi dire opposé au sang, qui tend à refluer en arrière et à dégager les aréoles caverneuses. C'est alors qu'entrent en action le bulbo-caverneux, pour chasser le sang du bulbe vers la portion cylindroïque du tissu spongieux et le gland; l'ischio-caverneux, pour comprimer les racines des corps caverneux et pousser aussi le sang en avant; le muscle péripénien de M. Sappey, pour établir une sangle au-dessus de la veine dorsale de la verge; le muscle de Wilson, pour étreindre avec ses fibres les nombreux canaux veineux qui constituent le plexus de Santorini.

Au moment où les parois vasculaires paralysées permettent l'afflux du sang dans les cavités aréolaires du tissu érectile, en un mot, dès le début de l'érection, la turgescence subite dont le gland devient le siége a pour effet d'augmenter, d'une manière notable, la sensibilité que cet organe doit aux nombreuses papilles nerveuses dont il est pourvu.

Cette sensibilité, indifférente, pour ainsi dire, à l'organisme en dehors de l'érection, acquiert, par le fait même de cette turgescence, des propriétés vraiment spécifiques. Elle s'accompagne de plaisir au moindre contact, au moindre attouchement, et devient, dans le coït, une source de sensations voluptueuses qui vont croissant jusqu'au moment où s'opère l'éjaculation spermatique.

Enfin, et c'est là de beaucoup le point le plus important, cette sensibilité spéciale du gland a une sphère d'action réflexe et motrice sur l'appareil génital tout entier; elle excite le crémaster, qui, au moment du coït, s'applique sur le cordon et favorise l'excrétion du sperme; elle excite les faisceaux musculaires des vésicules séminales et amène l'évacuation des produits spermatiques contenus dans ces réservoirs; mais, par dessus tout, elle provoque la contraction des muscles bulbo et ischio-caverneux. Sous cette influence, le sang afflue en plus grande quantité dans le gland, et ce nouvel afflux augmente encore la sensibilité de la muqueuse glandaire, par suite l'action réflexe dont elle est l'origine; si bien que, pour le gland, sensibilité et gonflement sont mutuellement, et en même temps, causes et effets. Il se produit une sorte de mouvement de *systole* et de *diastole*. L'appareil génital, suivant la très-juste comparaison de M. le Dr Félix Roubaud, ressemble alors à une véritable machine hydraulique, dont le jeu accroît à chaque instant la force motrice.

D'autres circonstances secondaires viennent encore favoriser cet état; à chaque propulsion de la verge introduite dans le vagin, le prépuce est ramené sur la couronne du gland, le frein est tiré en arrière et en bas, de manière que la muqueuse turgescente du gland se trouve soumise à une friction immédiate contre les parois non moins turgescentes du vagin.

Aussi le gland est-il généralement parvenu au plus haut degré d'éréthisme et de gonflement, lorsque l'éjaculation survient et ramène le calme au milieu de tout l'appareil génital si violemment agité.

Presque toujours, le coït est suivi d'un abattement, d'une prostration d'autant plus considérable que l'éréthisme a été plus violent. « Triste est omne animal post « coitum, præter mulierem gallumque », a dit fort justement Galien.

Dans le mécanisme de l'érection, et dans la copulation qui en est la conséquence ordinaire, comparé à celui du gland, le rôle des corps caverneux, on le voit, est bien secondaire. N'étant pour rien dans la manifestation de la volupté, ils sont uniquement destinés, par l'augmentation de leur volume et de leur consistance, à servir de soutien au gland, l'organe riche par excellence en vaisseaux et en filets nerveux, à l'introduire dans les profondeurs du vagin, et à faciliter, le plus près possible du col utérin, l'écoulement du sperme par l'urèthre convenablement placé.

La rigidité du pénis à l'état d'érection est parfois tellement considérable, qu'on l'a vu se rompre plutôt que ployer. M. Huguier a communiqué à la Société de chirurgie (1) une curieuse observation de rupture du bulbe de l'urèthre et d'une partie des corps caverneux, survenue chez un individu qui, surexcité par l'absorption des cantharides, avait attiré brusquement sa femme sur lui. Le malade ayant succombé aux suites de cette lésion, on trouva l'urèthre complètement divisé au niveau du bulbe, qui lui-même avait disparu. Une distance de 2 centimètres, au moins, séparait les deux bouts du canal. M. Richet cite aussi l'observation d'une rupture incomplète des corps caverneux, survenue, dans les mêmes conditions, chez un homme de 42 ans, qui guérit, mais dont la verge, pendant l'érection, restait courbée sur la face uréthrale, comme dans la chaudepisse cordée.

Mais, nous devons le déclarer, tous les phénomènes qui caractérisent l'érection (paralysie des vaso-moteurs et des parois vasculaires, contraction des muscles érec-

(1) Bulletin de la Société de chirurgie, t. III, p. 514.

teurs, turgescence et rigidité du pénis, éréthisme du gland) sont subordonnés à une force d'un ordre supérieur, la puissance de l'imagination. C'est elle, en effet, qui, chez l'homme, domine tous les actes concourant à l'accomplissement de la fonction de reproduction. Du cerveau, elle fait retentir son action sur l'élément moteur de l'appareil génital, c'est-à-dire sur les filets du grand sympathique qui constituent les vaso-moteurs, des artérioles caverneuses, et cela par l'intermédiaire des filets nerveux qui relient le système cérébro-spinal au système ganglionnaire.

De cette influence individuelle de la spontanéité cérébrale, représentée surtout par l'imagination, sur les phénomènes de l'érection, il ne faudrait pas conclure, comme l'ont fait quelques auteurs, qu'il y eût dans le cerveau un *centre génital.* M. Lallemand (*Traité des pertes séminales*) retrace l'histoire d'un masturbateur qui se procurait des érections par la percussion de l'occiput. M. Gensoul, cité par M. Serres (*Anatomie du cerveau,* t. II, page 108), prétend avoir guéri un homme atteint de pollutions opiniâtres par l'application de sangsues et de glace pilée à la région occipitale. C'est ce dernier moyen que certains praticiens regardent comme le plus efficace pour calmer le priapisme. Que de considérations, plus ou moins fantastiques ont été émises sur les prétendus rapports du cervelet avec la puissance génitale, sur la nuque large et bombée, et le cervelet développé des individus doués d'une grande virilité! Or, cette localisation du sens génésique, suivant la méthode de Gall, ne peut être expliquée ni par l'anatomie, ni par la physiologie, ni même par les faits cliniques. D'ailleurs, à un point de vue philosophique, ne semble-t-il pas que l'instinct de la reproduction, de même que la faim et la soif, est un besoin qui résulte de l'organisation même, et ne saurait être localisé; et puis, où s'arrêterait-on, si on poursuivait jusqu'au bout cette idée de l'existence de centres différents pour chaque action physiologique spéciale, pour chaque appareil différent? Aussi, nous croyons pouvoir rejeter, comme une profonde erreur, cette localisation du sens génésique dans le cervelet.

DES CAUSES DE L'ANAPHRODISIE.

L'étude, relativement assez longue, que nous avons faite de l'appareil de l'érection et de son fonctionnement normal, doit avoir pour nous une conclusion pratique : elle nous permet d'établir une classification des différentes causes auxquelles on peut rattacher l'anaphrodisie.

Et en effet, de la connaissance des phénomènes qui caractérisent l'érection, nous pouvons tirer toutes les déductions pathologiques ayant trait à cette fonction ; chaque altération d'une partie de l'appareil génital, — ou des forces qui en influencent le jeu, sera nécessairement suivi d'un trouble dans la fonction, — en un mot devra être une cause d'anaphrodisie,

Or, que faut-il pour que l'érection s'accomplisse d'une façon normale ?

1° L'intégrité absolue de tous les organes qui, de près ou de loin, concourent à effectuer l'acte physiologique ;

2° Le consensus, c'est-à-dire l'influence supérieure de l'imagination ;

3° L'intégrité des centres nerveux ;

4° La constitution normale du liquide sanguin, qui exerce une action directe sur les centres nerveux.

Qu'un de ces quatre groupes d'éléments subisse une modification pathologique, la fonction génitale devra nécessairement en subir le contre-coup.

C'est ainsi que les altérations des organes érecteurs

constitueront les causes *locales* : celles de l'imagination, des centres nerveux, et du sang, les causes *générales*.

Dans l'étude des causes d'anaphrodisie, nous aurons donc quatre principaux chapitres :

1° *Altérations du sang*, ou troubles de nutrition ;

2° *Altérations des centres nerveux*, ou troubles d'innervation ;

3° *Perversions de l'imagination*, ou troubles moraux ;

4° Lésions *accidentelles*, ou *anomalies congénitales des organes nécessaires au mécanisme de l'érection.*

Dans un chapitre supplémentaire, nous examinerons les effets consécutifs à l'ingestion des substances *anaphrodisiaques.*

§ I. — Altérations du sang ou troubles de nutrition.

Au premier rang, nous placerons les *intoxications*, reconnaissant pour cause, soit l'introduction dans l'économie du virus syphilitique, du plomb, de l'alcool, soit l'empoisonnement des globules sanguins par l'oxyde de carbone, ou les vapeurs de sulfure de carbone, d'antimoine, etc.

1° *Intoxication syphilitique.* — Il ne saurait être question ici, on doit le comprendre, des diverses lésions afférentes à la période secondaire ou tertiaire, et susceptibles, par leur siége même, de produire un trouble dans la fonction génitale. (Accidents limités aux organes de la génération, exostose crâniene, tumeur du cerveau, etc.) — La seule forme sous laquelle on puisse admettre la syphilis en elle-même comme cause d'anaphrodisie, c'est celle qu'a si bien décrite M. Ricord, sous le nom de *cachexie syphilitique.*

Sur ce sujet, je ne crois pouvoir mieux faire que de résumer une observation très-curieuse que M. Bourguignon a communiquée à l'Académie de médecine, le 12 juillet 1842 (1):

Le nommé Prince, graveur, âgé de 20 ans, entre au mois de juillet 1830 à l'hôpital du Midi dans le service de M. Puche pour un chancre induré siégeant au méat urinaire. C'est un fort gaillard, à formes athlétiques, plein de santé. Sous l'influence d'un traitement local et de frictions mercurielles à la paroi interne des cuisses, le chancre se cicatrise, et le malade sort après deux mois de séjour à l'hôpital.

Qulques années se passent pendant lesquelles, à part une blennrhagie en 1832, des plaques muqueuses au prépuce en 1833, Prince paraît jouir d'une santé satisfaisante.

Mais en 1835, se trouvant en garnison à Alger, il voit apparaître une syphilide pustuleuse qui, bornée d'abord au cuir chevelu, ne tarde point à gagner le tronc et les membres.

A l'hôpital militaire où il entre, on le soumet à des frictions mercurielles, on lui donne de la tisane de salsepareille et des pilules dont il ne sait préciser ni la nature ni la quantité journalière.

En 1838, il est pris d'une céphalalgie des plus vives qui ne lui aisse pas une minute de sommeil. Il entre à l'hôpital du Dey, où on lui applique un immense vésicatoire qui recouvre toute la tête.

A partir de ce moment, il constate une étonnante transformation qui s'opère dans sa personne. Ses membres, jadis pleins de vigueur, deviénnent grêles et chétifs. Sa barbe autrefois noire, longue et fournie, s'en va poil à poil. Enfin ses organes génitaux subissent une atrophie progressive. La céphalalgie ne cède qu'à l'application d'un moxa derrière l'oreille droite.

Ayant obtenu un congé définitif à la fin de 1839, Prince revient à Paris. Inquiet sur les suites de la diminution considérable qu'ont éprouvée ses organes sexuels, il veut constater ce qui lui reste de ses facultés viriles. Mais il y a pour lui, et malgré les efforts les

(1) Bulletin de l'Académie de médecine. Paris, 1842; t. VII, p. 974.

plus ingénieux, impossibilité complète à pratiquer le coït : une masturbation prolongée peut seulement lui procurer une légère sensation voluptueuse sans la moindre éjaculation.

Dix-huit mois se passent sans apporter de bien notables changements à sa situation. Mais, vers le milieu de l'année 1841, il se déclare, de chaque côté du frontal, une exostose qui se manifeste, la nuit, par les douleurs les plus lancinantes. C'est le 26 janvier 1842, douze ans après l'accident primitif, qu'il entre, pour la seconde fois, dans le service de M. Puche. M. Bourguignon, à l'observation duquel Prince se présente pour la première fois, constate que ses traits portent l'empreinte d'une vieillesse précoce, que son regard est craintif, sa démarche chancelante, ses mouvements lents et mesurés, en un mot qu'il y a, pour ainsi dire, de l'eunuque dans son allure. Et de fait le pauvre garçon en a presque les tristes apanages. Sa peau est d'une parfaite blancheur, douce au toucher. Un léger duvet la recouvre à peine dans les régions où le système pileux était fort dévoloppé autrefois. Un tissu cellulaire abondant donne à tout son corps de gracieux contours. Le buste et les cuisses ont acquis des proportions inconnues à notre sexe. Les organes génitaux sont ceux d'un enfant de 5 ans : le toucher perçoit assez difficilement deux apparences de testicules de la grosseur d'une petite noisette.

On conçoit, qu'en pareil cas, le traitement de l'anaphrodisie doit se confondre avec la médication antisyphilitique elle-même. C'est ce que comprit fort bien M. Puche. Aussi l'administration de l'iodure de potassium et du mercure, jointe à une alimentation très-tonique, ne tardèrent point à enrayer les progrès effrayants de cet étiolement général. Au bout de trois mois, l'exostose avait presque disparu, et les organes génitaux revenaient de leur inertie; quelques érections incomplètes commençaient à se manifester. En un mot, le malade était en voie de reconquérir ses facultés viriles.

Cette observation a un caractère vraiment typique. Par bonheur, il est loin d'en être ainsi pour tous les syphilitiques, même ceux qui se trouvent sous l'influence de la cachexie. Que de fois n'en voit-on pas qui jouissent d'une santé luxuriante, et chez lesquels le virus ne produit aucun trouble dans le mécanisme de l'érection! Mais, il faut le reconnaître, l'influence du traitement est énorme. Or, le malade qui a fait l'objet de cette communication à l'Académie n'avait été soigné que d'une façon bien peu rationnelle.

D'ailleurs, quand bien même elle ne se manifesterait par aucune action funeste sur l'exercice de l'appareil génital, la syphilis, cause si fréquente d'avortements spontanés pour la femme, peut, chez l'homme, devenir l'origine d'une transmission héréditaire par le sperme, etc'est là une conséquence fâcheuse, dont une médication appropriée, suivie avec persévérance, met toujours à l'abri.

2° *Intoxication saturnine.* — Elle est le résultat de l'absorption, par les muqueuses, de préparations plombiques, sous forme moléculaire. Cette affection revêt, on le sait, des formes caractérisées par des symptômes particuliers à chacune d'elles ; ce sont : la colique, l'arthralgie, la paralysie, surtout celle des extenseurs de l'avant-bras, l'anesthésie et l'encéphalopathie saturnine.

Sans être la règle absolue, l'anaphrodisie est d'une fréquence extrême chez les saturnins. Un auteur, qui s'est occupé particulièrement des maladies de plomb, M. Tanquerel des Planches dit dans son ouvrage (1) : « Les désirs vénériens paraissent anéantis, et nous n'avons jamais observé d'érection ni d'évacuation de sperme pendant les plus violents accès de douleur, même lorsque les testicules étaient fortement tirés vers l'anneau inguinal. »

En outre M. Tanquerel signale, chez quelques malades, l'existence de tiraillements douloureux le long du cordon spermatique, à la verge et aux testicules.

(1) Traité des maladies de plomb, t. I, p. 222.

3° *Intoxication alcoolique.* — Pris à doses modérées, l'alcool a pour effet de dilater les capillaires, par suite, d'augmenter l'afflux sanguin dans le tissu érectile et de favoriser l'érection. C'est sous ce point de vue que Pline a pu dire avec raison que le vin rend *gentil compagnon à l'endroit des dames.*

Mais l'abus des boissons alcooliques, surtout de l'absinthe, amène une dépression considérable des centres nerveux : sous cette influence, toutes les fonctions s'alanguissent, la sensibilité générale s'émousse, et l'instinct génésique se perd tout à la fois par l'abolition des désirs et par l'anéantissement de l'organe sensitif lui-même.

L'ivrogne n'a plus de goût que pour son abjecte passion; en même temps qu'il abdique tout sentiment de dignité, il se dépouille du stimulant moral qui pousse un sexe vers l'autre. Les excitations successives et souvent répétées que laissent après eux les excès alcooliques, finissent par éteindre toute sensibilité physique, et avec elle disparaît la puissance génitale.

«Ceux qui boivent beaucoup de vin, mesmement du pur, dit Plutarque (traduction d'Amyot), sont lâches à l'acte de la génération, et ne sèment rien qui vaille.»

L'alcoolisme, contre lequel on s'efforce avec raison de réagir en ce moment, est pour beaucoup, en effet, dans la diminution notable du nombre des naissances que constatent les plus récentes statistiques.

4° *Asphyxie par la vapeur de charbon.* — Elle est le résultat d'un véritable empoisonnement. — L'oxyde de carbone, qui est un *stupéfiant* d'après la classification de M. le professeur Tardieu, s'introduit dans les globules sanguins et les rend impropres à la vie.

Lorsque les malades échappent à la mort, conséquence ordinaire de cet accident, il n'est point rare qu'ils se trouvent affectés d'anaphrodisie pendant une période plus ou moins longue.

« J'ai traité, dit Fodéré (1), un homme âgé d'environ 40 ans, qui, ayant échappé à un état apoplectique, occasionné par la vapeur de charbon, resta tellement impuissant pendant six mois, qu'il était absolument insensible à toutes les caresses que sa femme, qu'il aimait jusqu'à la jalousie, mettait en usage pour l'exciter. »

Enfin, pour terminer le paragraphe relatif aux *intoxications*, nous dirons que le Dr Delpech (2) a constaté, maintes fois, chez les ouvriers qui travaillent à la vulcanisation du caoutchouc, à l'aide du sulfure de *carbone*, une frigidité et même une anaphrodisie complète, avec arrêt de développement des glandes séminales.

D'un autre côté, Orfila (3) dit avoir remarqué chez des ouvriers exposés aux émanations antimoniales : la flaccidité de la verge, son atrophie et celle des testicules, l dégoût du coït, une anaphrodisie complète.

Après les *intoxications*, nous trouvons des causes d'anaphrodisie dans tous les états particuliers de l'organisme où il y a consomption, où la dépense l'emporte sur la recette ; en un mot, dans les différentes sortes d'anémie, dans la cachexie cancéreuse, dans la phthisie.

Dans ces cas, la perte des facultés viriles résulte souvent de l'affaiblissement des fonctions nutritives.

(1) Traité de médecine légale. Paris, 1813 ; t. I, p. 382.
(2) Mémoire. In-8, Paris, 1856.
(3) Traité de texicologie, t. I, p. 650.

Quelques auteurs ont prétendu que, chez certains phthisiques, loin d'être refroidi, l'instinct génital se trouvait surexcité d'une façon insolite. La poésie peut tirer un certain profit de ces rapprochements : la science n'en a que faire. Certes, il n'est pas rare d'observer un tuberculeux fortement enclin aux plaisirs de l'amour, et chez lequel la puissance génitale seconde à souhait les désirs passionnés. Mais, le plus souvent, cette surexcitation dépend d'une sorte de nervosisme qui n'a rien de commun avec la phthisie en elle même ; jamais, on peut l'assurer, elle n'est le fait du dépôt de la matière tuberculeuse dans le poumon, et, par suite, de l'ébranlement causé dans l'économie tout entière.

L'impuissance accompagne assez fréquemment l'anémie symptomatique des fièvres intermittentes ; je l'ai constatée moi-même bien des fois dans les différents services d'hôpital auxquels j'ai été attaché. On la retrouve aussi dans l'étiolement particulier ou aglobulie que présentent les mineurs.

Enfin l'alimentation insuffisante produit, par un mécanisme facile à concevoir, une diminution dans le pouvoir génital. « *Sine Cerere et Baccho friget Venus* » est un vieil adage dont la vérité ne saurait être mise en doute. La richesse d'un pays, l'abondance de ses productions, la fertilité de son sol augmentent la fécondité de ses habitants ; les conditions contraires l'amoindrissent dans une proportion notable.

Les auteurs ont signalé de même l'existence de l'anaphrodisie dans certaines autres maladies, telles que le diabète sucré, la diphthérie, la goutte, les dyspepsies, où la constitution normale du sang se trouve aussi modifiée.

1° *Diabète sucré.* — Souvent exaltées au début de la maladie, les facultés génératrices ne tardent pas à s'affaiblir et à se perdre complètement. Mais l'influence de l'exercice est énorme pour atténuer ces effets anaphrodisiaques et même modifier les autres symptômes pathognomoniques.

« J'ai connu, dit Trousseau, (1) des glycosuriques qui, au moment des chasses, cessaient de boire et d'uriner avec autant d'abondance, retrouvaient leurs forces, leur appétit, *récupéraient*, malgré les fatigues, leurs *facultés viriles* perdues dès le début de la maladie. »

Presque toutes les affections chroniques du rein qui se traduisent par un alanguissement des fonctions nutritives, ont aussi une action affaiblissante sur la vigueur génitale; c'est ainsi que l'anaphrodisie accompagne très-fréquemment la néphrite albumineuse ou *maladie du Bright.*

2° *Diphthérie.* — Produite par une sorte d'intoxication du sang, cette maladie, qui est contagieuse au suprême degré, est caractérisée par l'exhalation de fibrine hors des vaisseaux et la prolifération de cellules épithéliales. Cette fibrine et ces cellules s'agglomèrent pour constituer des fausses membranes, dont le siége le plus fréquent est tantôt l'arrière-gorge (angine couenneuse) tantôt le larynx (laryngite croupale.)

Sous l'influence du principe morbide qui s'est introduit dans les voies de l'économie, il se manifeste par-

(1) Clinique médicale, t. II, p. 764

fois de grandes pertubations dans le système nerveux, notamment des paralysies des membres, de la vessie, surtout du voile du palais, et enfin l'anaphrodisie.

La perte des facultés viriles est ici d'autant plus importante à constater que très-souvent c'est le premier accident sur lequel appellent l'attention du médecin les malades autrefois affectés de diphthérie, que menace une paralysie ayant cette maladie pour origine.

En 1858, dit le professeur Trousseau (1), qu'il nous faut encore citer, j'étais mandé en consultation chez un agent de change, par M. le Dr Arnal qui me racontait que son malade, après avoir été atteint d'une paralysie du voile du palais, avait eu un affaiblissement notable de la vue, puis de la paraplégie, de la paralysie des membres supérieurs. Enfin il y avait de l'*anaphrodisie*. En entendant le malade me donner les renseignements que je lui demandais, je remarquai sa voix nasillarde, et l'ensemble des symptômes paralytiques observés me donna tout de suite à penser que ces accidents étaient sous la dépendance d'une diphthérie antécédente, ce qui était vrai.

3° *Goutte*. — Caractérisée par la présence d'acide urique et d'urates en excès dans le sang, cette affection produit souvent des troubles fonctionnels assez graves, et peut avoir un fâcheux retentissement sur l'appareil génital.

La sécrétion spermatique est altérée et parfois il s'y joint de l'anaphrodisie.

4° *Dyspepsies*. — Il y a, surtout chez les gens nerveux, de puissants rapports de sympathie entre l'estomac et les centres nerveux ; on ne devra donc pas s'étonner que des troubles digestifs occasionnent d'autres

(1) Clinique médicale, t. I, p. 428.

troubles dans la fonction de la génération : les seconds sont corrélatifs des premiers.

Sur ce sujet, je trouve dans l'ouvrage de M. Roubaud un fait assez caractéristique :

« Pris d'une indigestion à la suite d'un repas copieux, M. X.., avoué près la cour impériale de Paris, est frappé pendant toute la nuit d'une impuissance absolue. Le lendemain, remis de leur fatigue, les organes digestifs reprennent normalement leurs fonctions sans que les organes génitaux suivent leur exemple. L'impuissance persiste pendant quinze jours environ, malgré l'éloignement de la cause qui l'avait produite, et dont l'action, fugitive d'ordinaire, n'avait pu laisser des traces dans l'appareil de la génération. »

Le même auteur parle aussi d'un jeune homme dont l'irritabilité intestinale était poussée à un tel degré, qu'il était frappé d'anaphrodisie complète toutes les fois que des coliques ou de la diarrhée avaient mis en jeu cette irritabilité nerveuse.

Mais l'anaphrodisie s'observe principalement dans les dyspepsies flatulentes, accompagnées d'un état cachectique qui parfois en impose aux yeux d'un praticien peu exercé et fait croire à l'existence d'une diathèse de mauvaise nature.

§ II. — Altération des centres nerveux ou troubles d'innervation.

Toute lésion matérielle des centres nerveux cérébro-spinaux se manifeste, dans l'organisme, par une perturbation d'autant plus considérable que le siége de la lésion se trouve sur un point plus rapproché de l'isthme de l'encéphale.

L'appareil de la génération ne pouvait se soustraire à cette influence supérieure.

Aussi l'anaphrodisie peut-elle être constatée soit dans la congestion, l'hémorrhagie, l'inflammation, la contusion, la sclérose de l'encéphale ou de la moelle épinière, soit dans leur compression par des tumeurs, soit enfin dans les plaies, fractures, altérations diverses intéressant le crâne ou la tige rachidienne.

Les *névroses* sont susceptibles aussi de troubler la fonction génitale.

L'anaphrodisie peut exister à l'état de symptôme dans la paralysie générale, dans la paralysie agitante, dans la chorée, dans l'aliénation mentale ; elle peut être enfin le résultat d'une perturbation particulière du système nerveux (spermatorrhée, onanisme, excès vénériens ou abstinence prolongée, etc.)

Notre intention n'est point d'examiner les rapports de l'impuissance avec chacune de ces maladies : ce serait nous exposer à des redites inutiles. Nous nous contenterons d'indiquer, en général, les points de vue les plus intéressants.

1° LÉSIONS MATÉRIELLES DES CENTRES NERVEUX.

Dans l'*ataxie locomotrice* (tabes dorsalis, sclérose spinale postérieure), les troubles des fonctions génitales sont très-importants à constater par la raison que, très-souvent, ils constituent des symptômes initiaux et prémonitoires. Tantôt, et c'est le cas le plus ordinaire, il y a spermatorrhée sans désirs, sans érections ni sensations voluptueuses : c'est l'anaphrodisie véritable : tantôt, mais le fait est relativement assez rare, il y a au contraire une surexitation des organes génitaux, une puissance insolite dans la répétition et dans la rapidité de l'acte sexuel.

La commotion ou la contusion du cerveau, sa compression par des tumeurs (cancer, gomme syphilitique, tubercules, exostose crânienne) en paralysant l'action du viscère, amènent naturellement la cessation des phénomènes de l'érection.

Les lésions directes du crâne ou de la tige rachidienne (contusions graves, fractures et luxations, plaies, ostéite carie, nécrose, etc.) constituent assez fréquemment une cause d'anaphrodisie.

Observation I. — Pendant la dernière guerre, un jeune lieutenant de mobiles, M. R..., est atteint, à la tête, d'un coup de feu qui entame une portion de l'os pariétal. A la suite d'une longue convalescence, les membres du côté droit et les testicules deviennent le siége d'une atrophie considérable; les érections sont absolument impossibles, il y a complète anaphrodisie.

Obs. II. — Un charretier, serré violemment entre un mur et un tombereau, éprouve des contusions graves à la région sacrée et une compression de la colonne vertébrale. A la suite de cet accident, le blessé urine le sang avec abondance; il se manifeste quelques lésions secondaires du côté du plexus sacré, et une impuissance qui, pendant trois ans au moins, empêche cet homme d'avoir aucun rapport avec sa femme.

Obs III. — Enfin j'ai observé chez un jeune homme de 21 ans, dans le service de M. Panas à l'hôpital Saint-Antoine, en 1868, un cas d'anaphrodisie prolongée, succédant à la fracture d'une vertèbre de la région dorsale. Pendant quatre mois entiers, il y eut paralysie complète, abolition de tous les mouvements et de la sensibilité, rétention d'urine et de matières fécales. Sous l'influence d'électrisations quotidiennes, ces différents troubles de l'innervation s'amoindrirent et même quelques-uns disparurent entièrement. Mais l'anaphrodisie persistait. On administra du phosphore à l'intérieur pour consolider le cal osseux. Ni cette substance excitante, ni la faradisation ne purent jamais produire une érection chez ce malade pendant toute la durée de son séjour à l'hôpital, qui fut très-long.

2° NÉVROSES.

L'anaphrodisie a été signalée par plusieurs auteurs comme un des premiers signes de la *paralysie générale.* Trousseau en a constaté l'existence presque habituelle dans la *paralysie agitante* et il prétend avoir guéri par des préparations de noix vomique un malade que la *chorée* avait rendu impuissant dès le début.

On a aussi remarqué que, si le satyriasis semblait parfois former le triste apanage des idiots, l'anaphrodisie serait plutôt celui des aliénés.

Mais une des causes les plus fréquentes de l'anaphrodisie nerveuse, c'est la *spermatorrhée.*

Sous ce nom, on désigne une affection caractérisée par de fréquentes évacuations de sperme produites sans qu'il y ait eu d'excitation de nature à motiver un pareil résultat. Pour Trousseau et pour bon nombre d'observateurs, la spermatorrhée est le fait d'une perturbation du système nerveux. Presque tous les jeunes gens affectés de pertes séminales ont eu, dans leur enfance, de l'incontinence nocturne d'urine ; or on reconnaît, pour expliquer et l'incontinence d'urine et la spermatorrhée, des causes héréditaires, des prédispositions personnelles, preuve manifeste que toutes deux elles dépendent d'un état maladif des centres nerveux. On peut donc assurer qu'il y a un véritable enchaînement morbide : l'incontinence nocturne d'urine de l'enfant se continue par la spermatorrhée chez le pubère, et celle-ci, à l'âge viril, engendre l'anaphrodisie ; il est bien facile de se rendre compte du mécanisme par lequel est acquis ce dernier résultat.

Après le coït, surtout si l'acte a été répété au-delà d'une certaine mesure, il y a presque toujours, on le sait, de l'abattement ; la prostration est plus ou moins considérable suivant le tempérament, l'âge, la force, en un mot les conditions individuelles. Mais, en définitive, le résultat le plus immédiat de l'éjaculation, c'est un ébranlement nerveux et réactionnel ; ce mouvement de réaction, nécessaire pour réparer les forces, constitue, dans les circonstances normales, une frigidité relative et passagère ; mais, sous l'influence de pertes séminales fréquemment répétées, cette frigidité tend à devenir absolue et permanente; c'est de cette façon qu'insensiblement s'établit l'anaphrodisie.

Une semblable explication nous permet de concevoir l'affaiblissement progressif des fonctions génitales succédant aux excès de masturbation.

Les pernicieux effets de l'onanisme, surtout depuis le célèbre ouvrage de Tissot, sont trop connus pour que nous pensions devoir insister sur ce sujet, pourtant si fécond.

Qu'il nous soit permis de dire que le coït incomplet, c'est-à-dire pratiqué d'après les doctrines de Malthus, prédispose beaucoup à l'anaphrodisie et, qu'à conditions égales d'âge et de tempérament, l'impuissance génitale se remarque bien plus fréquemment chez les célibataires que chez les hommes mariés remplissant honnêtement leurs devoirs conjugaux.

Quant aux excès de continence, ils n'ont pas, pour

tous, la même influence sur la fonction négligée : chez les uns, cette continence irrite les désirs, et les vésicules séminales remplies de sperme provoquent les éjaculations multiples; chez d'autres, au contraire, elle affaiblit l'instinct génésique et finit par amener l'anaphrodisie. Le plus souvent, c'est là une affaire de tempérament et de constitution.

Selon Curling, chez les individus qui ont toujours été continents, la sécrétion spermatique est interrompue, mais le testicule et les organes érecteurs restent aptes à fonctionner dès qu'il y a excitation. Mais il n'en serait pas de même chez les veufs qui se remarient, ou chez les simples célibataires qui reprennent leurs habitudes de coït après un assez long intervalle de continence; ils se verraient fatalement condamnés à la stérilité et à l'anaphrodisie.

Enfin, il est des hommes chez lesquels les érections les plus fortes et les mieux soutenues, les marques les plus considérables d'énergie amoureuse ne peuvent être suivies d'émission de sperme. M. Roubaud désigne sous le nom assez juste d'*aspermatisme* cette singulière impossibilité d'éjaculation, et il l'attribue à un spasme des canaux éjaculateurs dû à la vigueur même de l'érection chez des sujets nerveux. Il invoque, en faveur de son opinion, certains cas dans lesquels des pollutions avaient lieu pendant le sommeil, bien que jamais l'éjaculation ne pût se manifester pendant la veille. C'est là un état bien fâcheux par la raison qu'il condamne nécessairement à la stérilité.

L'aspermatisme, il est vrai, ne constitue pas même une des formes de l'anaphrodisie, puisque l'érection s'accomplit d'une façon normale et régulière ; mais, de fait, il se trouve uni par des rapports bien évidents à l'impuissance génésique, et de plus il est sous la dépendance d'un trouble de l'innervation : c'est pour ce double motif que j'ai cru pouvoir lui consacrer ici quelques lignes en terminant le paragraphe relatif aux névroses.

§ III. — Perversions de l'imagination ou troubles moraux.

En étudiant le mécanisme de l'érection, nous avons vu combien l'imagination exerçait une influence supérieure sur l'exercice des fonctions génitales. Mais cette action elle-même se trouve subordonnée aux nombreuses conditions individuelles d'âge, d'état de santé ou de maladie, et surtout de tempérament. C'est ainsi qu'un sujet nerveux est plus impérieusement soumis à ses lois qu'un sujet à tempérament sanguin ou lymphatique.

Voyez l'organisation frêle de ces êtres délicats qui s'exaltent par les conceptions imaginaires, celle des littérateurs, des artistes, chez qui la vie semble concentrée sur le système nerveux. Comme elle s'ébranle avec une déplorable activité à tout souffle du dehors et éclate en réactions désordonnées ! Pour eux, tout est plaisir ou souffrance; si l'appareil nerveux viscéral est excité, le cerveau répond aussitôt à la stimulation, si le trait part de l'encéphale, toutes les forces sensitives s'émeuvent avec une électrique rapidité. Ils sont, pour ainsi dire, habituellement dans un état d'imminence spasmodique convulsive. Que survienne une lésion, qu'une irritation frappe un de leurs organes, toute l'économie en retentit douloureusement, quand ailleurs, dans un autre tempérament, elle resterait confinée dans sa localité d'origine, sans trouble ni souffrance.

Cette mobilité bizarre de sensations, cette turbulence de sympathies sont dues, en partie, à l'imagination, « *cette partie décevante de l'homme, cette maîtresse d'erreur* « *et de fausseté, cette superbe puissance ennemie de la rai-* « *son,* » comme l'appelle Pascal : à l'imagination qui, toujours veillant, toujours agissant, peint, exagère, enfante, et représente, pour ainsi dire, le système nerveux dans sa plus haute expression.

Mais, pour qu'elle intervienne avec efficacité dans le fonctionnement des organes de la génération, il est indispensable qu'elle ne soit pas détournée du but auquel elle s'applique par l'intervention des autres facultés cérébrales. C'est pour cette raison qu'il n'est pas un homme qui puisse être certain de cohabiter avec une femme s'il est sous l'influence de préoccupations sérieuses, dégoût, crainte, respect, méfiance du pouvoir viril, etc. Le raisonnement subjugue alors l'imagination, et comme la « *folie du logis* » doit être la souveraine maîtresse en ces circonstances, le coït est rendu impossible, l'érection ne peut s'accomplir, malgré la volonté la plus opiniâtre.

Et ce ne sont point là, qu'on me permette de le dire, de simples mystères d'alcôve divulgués à plaisir, et indignes d'attirer l'attention du médecin; ce sont au contraire des cas où très-fréquemment le praticien est consulté; et, dans ces petits détails d'une délicatesse extrême, les gens intéressés sont fort aises de recevoir un bon avis sous une forme adroite.

A ce propos, je ne puis résister au plaisir de citer, malgré sa longueur, un passage de Montaigne, exquis dans la forme, et qui ne sera point dépourvu pour nous d'enseignement :

«Un comte de très-bon lieu, dit-il, de qui j'estois fort privé, se mariant avec une belle dame qui avait esté poursuivie de tel qui assistait à la feste, mettait en grande peine ses amis : et nommément une vieille dame sa parente, qui présidait à ses nopces, et les faisait chez elle, craintive de ces sorcelleries : ce qu'elle me fait entendre. Je la prioy de s'en reposer sur moy. J'avoy de fortune, en mes coffres, certaine petite pièce d'or platte, où estoient gravées quelques figures célestes, contre le coup du soleil, et pour oster la douleur de teste, la logeant à poinct sur la cousture du test : et pour l'y tenir, elle estoit cousüe à un ruban propre à rattacher soubs le menton. Resverie germaine à celle de quoy nous parlons. Jacques Peletier, vivant chez moy, m'avait faict ce présent singulier : j'advisay d'en tirer quelque usage, et dis au comte qu'il pourroit courre fortune comme les aultres, y ayant là des hommes pour luy en vouloir prester une; mais que hardiment il s'allast coucher : que je luy feroy un tour d'amy, et n'espargneroy à son besoin un miracle qui estoit en ma puissance : pourveu que, sur son honneur, il me promist de le tenir très-fidellement secret. Seulement, comme sur la nuict on iroit luy porter le resveillon, s'il luy estoit mal allé, il me fect un tel signe. Il avoit eu l'âme et les oreilles si battües, qu'il se trouva lié du trouble de son imagination : et me fect son signe à l'heure susdite. Je luy dis alors à l'oreille, qu'il se leivast, soubs couleur de nous chasser, et prins en se joüant la robbe de nuict que j'avoy sur moy (nous estions de taille fort voisine) et s'en vestit, tant qu'il aurait exécuté mon ordonnance, qu'il faut, quand nous serions sortis, qu'il se retirast à tomber de l'eau : dict trois fois telles paroles, et fect tels mouvements. Qu'à chacune de ces trois fois, il ceignist le ruban que je luy mettois en main, et couchast bien soigneusement la médaille qui y estoit attachée sur ses roignons : la figure en telle posture. Cela faict, ayant à la dernière fois bien estreint ce ruban, pour qu'il ne se peut ny dénoüer, ny mouvoir de sa place, qu'en toute asseurance il s'en retournast à son prix faict; et n'oubliast de rejetter ma robbe sur son lict, en manière qu'elle les abritast tous deux. Ces singeries sont le principal de l'effect, nostre pensée ne se pouvant demestre, que moyens si

(1) Essais, liv. I, chap. 20.

étranges ne viennent de quelque obstruse science, leur inanité leur donne poids et révérence. Somme il feut certain, que mes charactères se trouvèrent plus vénériens que solaires, plus en action qu'en prohibition. »

Ce moyen employé par l'obligeant Montaigne est des plus ingénieux. Hunter raconte un cas analogue où il fit usage, avec plein succès, d'un petit stratagème de cette nature. Le grand point consiste, en effet, à détourner l'imagination, où à la ramener vers les voies régulières. Dieu merci, le temps n'est plus où, dans les campagnes, les sorciers usaient de maléfices pour entraver la puissance génitale des garçons les plus solides, et leur *nouaient l'aiguillette*. On ne croit plus guère, de nos jours, aux sortiléges ; mais il est encore des esprits faibles ou ignorants qui portent des sachets et des amulettes, ou qui boivent des philtres enchanteurs pour conjurer l'infernale machination des mauvais génies. De pareilles superstitions sont parfois bien difficiles, pour ne pas dire impossibles à déraciner ; aussi le médecin, plutôt que de songer à les détruire, doit-il s'efforcer de les mettre à profit, de les diriger à sa guise vers le but souhaité.

Les perversions de l'imagination, susceptibles de causer l'anaphrodisie, peuvent se rattacher à d'autres courants d'idées très-divers.

M. Félix Roubaud parle d'un officier qui ne pouvait avoir de rapports sexuels qu'avec une femme vêtue de la même façon que sa première maîtresse.

Un de nos journalistes les plus distingués fut pris d'anaphrodisie le soir même de ses noces, bien qu'il eût joui des faveurs de son épouse avant le mariage; mais la libre possession, exempte de dangers dont les rapports étaient autrefois entourés, suffit pour occasionner l'anéantissement momentané du pouvoir génital.

Pour un motif essentiellement différent, un jeune marié fut frappé d'impuissance pour avoir trouvé rompue la membrane hymen chez sa jeune épouse qu'il avait tout lieu de supposer vierge.

Enfin j'ai reçu les confidences d'un monsieur qui, jouissant entièrement de ses facultés viriles dans ses rapports avec son épouse légitime, ne pouvait accomplir le coït avec d'autres femmes, et se trouvait ainsi, par la rébellion de ses organes génitaux, condamné à une fidélité conjugale bien involontaire.

Parfois aussi la nosologie devient une mine féconde où semblent se puiser ces égarements imaginaires. Que de fois n'arrive-t-il pas de rencontrer des gens en parfaite santé qui se croient impuissants, le disent et veulent le persuader même au médecin, et attribuent leur état à une affection (pertes séminales, dégénérescence de la prostate, névralgie de l'urèthre, etc.) qui n'a jamais existé ou a disparu depuis longtemps!

La blennorrhée, surtout lorsqu'elle succède à une chaudepisse mal soignée, engendre fréquemment une sorte de mélancolie particulière qui jette une perturbation profonde dans l'exercice des fonctions génitales.

Bref, on pourrait multiplier à l'infini les citations où la perversion de l'imagination est la seule cause qu'il soit possible d'invoquer pour expliquer la production de l'anaphrodisie.

Nous dirons aussi qu'une tension d'esprit habituelle et excessive, les veilles prolongées, les méditations profondes, les préoccupations exclusives qu'entraînent à leur suite les idées d'ambition, les spéculations d'argent, le génie des sciences, etc., ont toujours un fâcheux retentissement sur l'économie tout entière, et en particulier sur les organes génitaux.

Newton mourut vierge, et les anciens, en représentant Minerve et les muses comme dédaigneuses des institutions chères à Vénus, voulaient exprimer le peu de disposition des savants pour les plaisirs de l'amour physique.

Sur ce chapitre, le *Traité des maladies des gens de lettres*, par Tissot, contient une foule de considérations aussi justes qu'intéressantes. Malheureusement il serait trop long de les reproduire ici, et je ne citerai, pour finir, que ce mot de Dufresny qui contient, à mon sens, une légère pointe de paradoxe :

« Un génie marié, dit-il, est un génie stérile. En effet, les productions de l'homme sont bornées ; il faut opter, de laisser à la postérité ou des ouvrages d'esprit ou des enfants. »

§ IV. — Lésions accidentelles ou anomalies congénitales des organes nécessaires à l'érection.

Les principaux organes qui concourent à l'érection sont : le tissu érectile, les vaisseaux péniens et les muscles du périnée annexes du pénis (ischio et bulbo-caverneux).

Ceux qui, sans exercer sur la fonction génitale une influence aussi directe, ont pourtant sur elle une action incontestable, sont : les enveloppes de la verge, l'urèthre, les testicules, les vésicules séminales.

On comprend que les lésions intéressant ces différents organes puissent constituer des causes locales d'anaphrodisie, en opposant un obstacle mécanique aux phénomènes de l'érection.

Nous allons examiner successivement celles qui résultent d'un accident, et les anomalies qui dépendent d'un vice congénital.

1° LÉSIONS ACCIDENTELLES.

M. Richet, dans les *Archives de médecine* (1841, t. II, page 319) publie l'observation d'un vieillard de 75 ans chez lequel, sans cause appréciable, il survint un gonflement indolent et progressif des corps caverneux qui finit par déterminer, après quelques jours, une sorte d'érection très-singulière. La portion spongieuse n'y participait point; le gland restait flasque et comme flétri au-devant des corps caverneux turgides, raidis et horizontalement dirigés. Une incision, pratiquée sur l'un des corps caverneux, ne donna d'abord issue qu'à un sang cailleboté et infect, puis, les jours suivants, on put retirer par cette ouverture la totalité du tissu érectile mortifié qui se détacha sans difficulté. Le malade ayant succombé à une infection purulente, à l'autopsie on trouva les veines caverneuses oblitérées par des caillots qui se prolongeaient jusque dans les plexus vésicaux et prostatiques remplis de pus.

Mac Clellan signale un cas où la cloison des corps caverneux était entièrement ossifiée ; lorsque le pénis entrait en érection, il affectait la forme d'un arc à concavité tournée en haut, et les douleurs étaient excessives, aussi le coït était absolument impossible.

La cicatrisation des plaies du pénis, lorsqu'elle se fait

vicieusement, peut avoir des conséquences fort graves pour l'exercice de la fonction génitale. M. Richet raconte qu'il a soigné un homme dont la verge avait été blessée par un éclat de bois dans la catastrophe du chemin de fer de Versailles, en 1842. La cicatrice, étendue de 2 centimètres, comprenait toute l'épaisseur du corps caverneux droit. Lorsque cet homme entrait en érection, non-seulement il éprouvait de vives douleurs, mais encore sa verge courbée en demi-cercle se dirigeait de côté, vers le pli de l'aine correspondant; cette position rendait le coït fort difficile, parfois même impossible, et gênait beaucoup l'éjaculation; l'émission de l'urine se faisait au contraire très-librement, la verge à l'état de flaccidité n'éprouvant aucune déviation.

Les affections des vaisseaux péniens sont excessivement rares, et, sous ce rapport, l'anatomie pathologique est d'une pauvreté désespérante. Scarpa dit avoir constaté une fois l'anévrysme de l'artère dorsale de la verge; c'est peut-être l'unique exemple de la science. Moi-même, j'ai observé sur un jeune homme de 27 ans, une phlébite de la veine dorsale superficielle succédant à une violente balano-posthite négligée. La veine enflammée formait une corde dure et tortueuse qu'on pouvait suivre jusqu'au moment où elle s'enfonçait sous le pubis : la verge était sans cesse dans une demi-érection, et le prépuce présentait un œdème considérable. Depuis environ huit mois, époque du début de la phlébite, il y a complète anaphrodisie chez ce jeune homme.

Les muscles bulbo et ischio-caverneux, comme tous ceux de l'économie, peuvent être le siége d'une paralysie, et, dans ces conditions. le mécanisme de l'érection est rendu complètement impossible. Le docteur Althaus a publié dans la *Gazette médicale de Paris* (1859, page 525) l'observation d'un cas de ce genre chez un individu de 45 ans, très-vigoureux, père de plusieurs enfants. Il a guéri son malade par la faradisation cutanée.

Dans certaines blennorrhagies auxquelles on donne le nom significatif de *chaudepisses cordées*, il n'est pas rare que le corps spongieux et le tissu cellulaire sous-muqueux, participant à l'inflammation de la muqueuse uréthrale, s'indurent, se dessinent comme une corde, deviennent inextensibles, et alors il peut se faire que, longtemps après la cessation des phénomènes inflammatoires, l'érection soit douloureuse, même impossible, ou qu'elle ne puisse s'effectuer que d'une façon irrégulière, par suite de l'inflexion forcée de l'urèthre sur lui-même.

L'hypertrophie, les calculs, le cancer, les tubercules de la prostate, en comprimant directement le plexus de Santorini, où viennent aboutir les veines du pénis, sont susceptibles de troubler le mécanisme de l'érection.

Les rétrécissements de l'urèthre ont une influence non moins certaine et compliquent souvent d'une manière fâcheuse l'anaphrodisie qu'ils déterminent : « Parmi les effets locaux des rétrécissements de l'urèthre qui méritent de fixer l'attention des praticiens comme fournissant de précieuses notions pour le diagnostic et le pronostic, se placent en première ligne, dit un spécialiste éminent, M. Civiale, les désordres qu'on observe dans les fonctions de la génération. Les érections ont rarement lieu comme chez l'homme en parfaite santé; soit que le pénis ne puisse plus se redresser à cause de la rigidité du canal, soit que le sang ne parvienne point en suffisante quantité dans les corps caverneux. » Nous déclarons que le premier mode d'explication est celui qui nous satisfait le mieux.

L'*atrophie testiculaire*, cause fréquente de stérilité, produit souvent l'anaphrodisie, surtout lorsqu'elle siége sur les deux organes glandulaires dont la sécrétion est forcément tarie. Les causes d'atrophie testiculaire sont fort nombreuses; une des plus communes, sans contredit, est le varicocèle, accompagné presque toujours, dans ces cas, d'une dilatation variqueuse des veines du pénis. Les cavaliers qui ont des testicules assez volumineux, sont très-sujets au varicocèle, s'ils n'ont la précaution de porter un suspensoir qui garantisse leurs bourses contre les chocs brusques et réitérés. C'est sans doute à cette seule considération qu'il faut rattacher l'assertion d'Hippocrate affirmant que les Scythes étaient pour la plupart stériles, et que leur infirmité était due à l'habitude de monter à cheval. Les chirurgiens des régiments de cavalerie n'ont jamais signalé l'anaphrodisie comme faisant de nombreuses victimes parmi leurs hommes; j'inclinerais plutôt à penser le contraire.

L'*hydrocèle*, surtout lorsqu'elle est double, et la *hernie inguinale* constituent parfois un obstacle mécanique à l'érection. Enfin, le sperme des individus atteints de testicules *syphilitiques bilatéraux* étant en général privé de spermatozoïdes, il n'est point rare qu'à la stérilité vienne se joindre l'anaphrodisie. M. Gosselin dit avoir vu très-souvent ces deux affections disparaître sous l'influence d'un traitement ioduré.

2° Anomalies congénitales.

Absence de la verge. — Fodéré raconte qu'il a traité et guéri d'une incontinence nocturne d'urine un jeune soldat qui, avec des testicules bien conformés, n'avait, à la place de la verge, qu'un bouton, comme un mamelon, par lequel se terminait l'urèthre : « Il m'assura, ajoute Fodéré, avoir toujours été ainsi, et que ce bouton se renflait quelquefois en la présence des jeunes personnes du sexe, et qu'il en sortait par le frottement une humeur blanche. » Ce vice de conformation, heureusement assez rare, entraîne, on le comprend, l'impuissance; mais il n'est pas une cause fatale de stérilité. Si, en effet, le bouton, le mamelon, en un mot la saillie du corps caverneux, remplaçant le pénis, possède une ouverture extérieure communiquant avec les organes spermatiques, le fluide séminal peut être déposé à l'entrée de la vulve, et la fécondation est fort possible; ce fait a même une importance énorme au point de vue de la médecine légale.

Dimensions extrêmes du pénis. — Elles peuvent être en plus ou moins.

En général, on ne saurait admettre, comme cause d'anaphrodisie, un développement excessif de la verge, même lorsque, par son volume, elle contusionne ou déchire les organes génitaux féminins, comme le prouve l'exemple, rapporté par Zacchias, de cette courtisane de Rome qu'une semblable organisation d'un de ses amants faisait toujours tomber en syncope.

L'extrême brièveté du pénis indique presque toujours une langueur accentuée dans la fonction génitale; mais elle n'entraîne pas fatalement l'anaphrodisie. D'ailleurs, il est des hommes dont la verge, d'une exiguïté lilliputienne au moment de la flaccidité, acquiert par l'érection un volume extraordinaire, disproportionné. M. le professeur Tardieu, dans son étude médico-légale sur les attentats aux mœurs, cite les pédérastes actifs, qui ont toujours un membre très-mince, grêle, évidé par le bout, et qui, pourtant, jouissent de tous les apanages de la virilité, dont ils font un usage si infâme.

La bifurcation de la verge, la direction vicieuse du pénis résidant surtout dans les corps caverneux, l'absence de prépuce qui enlève au gland une partie de sa sensibilité, la brièveté du frein qui gêne l'érection en forçant la verge à se courber inférieurement, constituent des anomalies qui, suivant leur degré, produisent des troubles plus ou moins sensibles dans l'exercice de la fonction génitale.

Mais les principales causes d'anaphrodisie qui se rattachent à cette même origine sont : *l'absence de testicules et le phimosis.*

La présence des testicules est une des conditions principales de l'érection ; leur absence coïncide toujours avec l'abolition des facultés viriles. Aussi, les individus privés des deux testicules (anorchidie bilatérale), et Cabrol, Bastien, Ansiaux, Godard, ont publié des exemples de cette anomalie, sont-ils inféconds et impuissants. Il n'en est pas de même pour les cryptorchides ; bien que leurs testicules, par le fait même de leur arrêt dans la migration, ne soient plus aptes à former des spermatozoïdes et les condamnent à la stérilité, ils conservent intactes leurs facultés viriles, et l'érection, chez eux, peut s'accomplir de la façon la plus régulière.

Nous devons, à propos de l'absence de testicules, établir une distinction entre les sujets privés de ces organes glandulaires par vice congénital, et ceux qui ont subi la castration. Chez les premiers, l'érection est à jamais impossible; chez les seconds, au contraire, elle peut persister pendant un laps de temps variable après l'opération. Et ce phénomène est dû, sans doute, à la réplétion des vésicules séminales, dont l'influence est incontestable sur l'appareil de l'érection. C'est ainsi qu'on a vu des eunuques capables non-seulement d'éprouver des transports amoureux, mais encore de les faire partager à la femme. Les dames romaines, si l'on en croit le satirique Juvénal, n'ignoraient point cette particularité, et, désireuses de jouir du *concubitus sine Lucina*, elles la mettaient largement à profit; les plaisirs étaient incomplets, mais exempts de danger.

Le *phimosis congénital* est un vice de conformation dans lequel le prépuce, à la fois trop long et trop étroit, dépasse l'extrémité du gland, et ne peut être rejeté qu'avec effort en arrière de celui-ci, sur la couronne, où il forme un anneau constricteur marqué surtout pendant l'érection.

Lorsque les individus atteints de cette affection n'ont pas le soin de faire, matin et soir, des lavages destinés à emporter la matière sébacée que secrètent, d'une façon incessante, les glandes de Tyson, il n'est pas rare de voir se développer une balano-posthite, et, ce qui est cent fois plus sérieux, survenir l'anaphrodisie.

En effet, le sperme, ne pouvant sortir qu'en bavant, par suite du défaut de parallélisme entre les deux orifices de l'urèthre et du prépuce, la fécondation est matériellement impossible.

D'un autre côté, le prépuce, par la constriction énergique exercée sur la base du gland, apporte un obstacle à l'afflux du sang dans les corps caverneux; et puis, recouvrant sans cesse, même pendant le coït, la muqueuse glandaire si propre à l'éréthisme par ses nombreux filets nerveux, il la soustrait ainsi aux frictions directes contre les parois vaginales turgescentes. C'est ainsi que les érections deviennent difficiles, douloureuses, et que progressivement arrive l'anaphrodisie complète. Pour remédier à cette fâcheuse situation, on doit recourir à la *circoncision*.

§ V. — Ingestion de substances anaphrodisiaques.

Nous avons vu que, dans le mécanisque de l'érection, le premier temps consistait dans la paralysie des nerfs vaso-moteurs animant les parois des artérioles caverneuses. Or, l'ingestion des substances capables de produire un effet contraire, c'est-à-dire l'excitation des vaso-moteurs, la contraction des parois vasculaires, empêchera, d'une façon toute mécanique, l'affluence du sang dans les cavités aréolaires. En un mot elle sera, on le conçoit, une puissante cause d'anaphrodisie.

Les principales substances, dont les effets sont reconnus comme tels, sont : le bromure de potassium, la digtale,le café, le tabac.

1° *Bromure de potassium.* — L'action de ce sel sur le système ganglionnaire est de produire un léger ralentissement de la circulation, la pâleur des tissus, des effets diurétiques sur le rein, et enfin l'anaphrodisie. Tous ces différents phénomènes sont sous l'influence d'un même fait, la contraction des capillaires par les vaso-moteurs excités.

Pour ce qui nous regarde plus particulièrement, nous trouvons, dans l'observation qui suit, une preuve assez concluante pour notre allégation.

En 1850, M. Puche, à l'hôpital du Midi, voulut remplacer l'iodure de potassium par le bromure, pour le traitement de la syphilis tertiaire. N'obtenant aucun résultat des doses ordinaires, il les augmenta successivement jusqu'à donner 20 grammes par jour à ses malades; c'était là, on doit en convenir, une dose exorbitante. Les malades soumis à ce régime ne tardèrent pas à tomber dans un état d'assoupissement et de résolution musculaire complet; l'arrière-gorge était devenue insensible, la vessie paralysée exigeait le sondage pour l'évacuation de l'urine; enfin, M. Huette assure que l'anaphrodisie chez tous ces malades, jouissant auparavant de toutes leurs facultés viriles, était si considérable, qu'ils avaient perdu jusqu'au sens génital.

Ce sont les travaux de M. le Dr Martin-Damourette, publiés en 1866, et les expérimentations cliniques du Dr Legrand du Saulle, à Bicêtre, qui ont permis de constater et d'apprécier le véritable mode d'action du bromure de potassium.

C'est en décongestionnant les centres nerveux par la contraction des capillaires, que ce précieux médicament réussit surtout contre contre l'hystérie et l'épilepsie. — C'est en empêchant l'afflux sanguin dans les aréoles du tissu érectile, qu'il manifeste ses propriétés anaphrodisiaques. Aussi beaucoup de praticiens, aujourd'hui, l'emploient-ils avec succès contre certaines spermatorrhées, et surtout contre le priapisme. On le prescrit même pour calmer les érections douloureuses de la blennorrhagie.

La *belladone* et son alcaloïde l'atropine, ont une influence à peu près semblable sur le mécanisme de l'érection; mais je pense qu'elle serait peut-être moins prononcée que celle du bromure de potassium.

2° *Digitale.* — Cette substance, on le sait, ralentit le pouls et modère l'énergie fonctionnelle du cœur. Or, pour expliquer ce second effet si important de la digitale, on a proposé la théorie suivante : la digitale excite le bulbe, et cette excitation est directement transmise au pneumogastrique, le modérateur par excellence du cœur; en outre, la digitale excite le grand sympathique, et cette excitation est non moins directement transmise aux nerfs vaso-moteurs, ses subordonnés. Ceux-ci font contracter tous les capillaires, et le tissu cardiaque, recevant moins de sang par ses artères coronaires resserrées, subit nécessairement une diminution dans son énergie fonctionnelle.

Mais cet effet de la digitale sur le tissu cardiaque se manifeste de la même façon sur le tissu érectile de la verge. La contraction des artérioles caverneuses, sous l'influence de l'excitation du grand sympathique, fait subir aussi au tissu érectile une diminution dans son énergie fonctionnelle, et c'est l'anaphrodisie.

Je voyais tout récemment un jeune homme de 26 ans, auquel son médecin prescrit de la digitale depuis six mois pour des palpitations nerveuses. Il me déclarait que, depuis environ six semaines, il sentait ses facultés viriles décliner d'une façon très-notable, sans que rien pût lui donner l'explication de cette subite décroissance.

Dans les services d'hôpital, auxquels j'ai été attaché, il m'est arrivé assez souvent d'observer les mêmes phénomènes chez des malades soumis longtemps à l'action de la digitale.

Ces effets anaphrodisiaques de la digitale lui assurent naturellement des indications thérapeutiques analogues à celles du bromure de potassium (certaines spermatorrhées, priapisme, érections douloureuses de la blennorrhagie).

3° *Café*. — L'influence du café sur la fonction génitale a été bien diversement appréciée : pour les uns c'est un excitant ; pour les autres c'est, au contraire, une véritable substance anaphrodisiaque.

« De toutes les modifications organiques par lesquelles s'est révélée chez nous l'action du café, dit Trousseau dans son *Traité de thcrapeutique*, une des moins douteuses et des plus prononcées, que nous avions déjà pu constater dans d'autres circonstances, c'est celle qu'il exerce sur le sens génital pour en affaiblir l'énergie. Il n'est pas, à notre connaissance, d'anaphrodisiaque capable de réduire à une impuissance plus absolue. »

L'assertion du célèbre professeur est bien nette, bien catégorique, et il avoue que lui-même, en écrivant ces lignes, il se trouve sous l'influence d'un *demi-litre* de café *fort concentré*.

Linné appelait le café la *liqueur des chapons*.

En Orient, le café passe généralement pour abattre les désirs vénériens. A ce sujet, Stenzel raconte une assez piquante anecdote : une reine de Perse voyant, un jour, de sa fenêtre, un cheval qu'on allait châtrer, dit à ceux qui le menaient : « Donnez-lui du café, vous arriverez aux mêmes résultats. » Pour une souveraine, s'il est authentique, le mot paraîtra peut-être un peu leste, mais elle prétendait avoir la preuve de son affirmation dans la personne même de son royal époux, que le café avait rendu indifférent pour elle.

Le chef des homœopathes, Hahnemann est bien loin de partager cette opinion de la reine de Perse.

Parlant de l'effet du café sur ses compatriotes, il prétend que l'usage de cette boisson a enlevé aux Allemands le sérieux réfléchi de leurs ancêtres, la solidité des jugements, la fermeté dans la volonté et dans les résolutions, qualités distinctives du caractère national, et leur a donné une imagination *luxurieuse*, pour composer des romans lubriques, des poésies badines ou érotiques.

Pour parler franchement, je ne pense pas que l'action qu'exerce le café sur le sens génésique doive lui susciter de si gros griefs à aucun des deux points de vue.

La graine verte du caféier contient de la cellulose, de l'amidon, de l'albumine, des matières grasses, des sels, de l'eau et un principe actif, la *caféine*, dans la proportion de 5 p. 100.

Torréfiée, et c'est sous cette forme qu'elle sert ordinairement aux préparations culinaires, cette graine perd beaucoup de sa caféine, qui est remplacée par une huile volatile particulière, à laquelle on a donné le nom de *caféone*.

Or, la caféine possède une propriété incontestable, celle d'exciter les nerfs vaso-moteurs, et, par suite, d'amener la contraction des capillaires, comme le bromure de potassium et la digitale. Les effets anaphrodisiaques seront donc d'autant plus prononcés, que la boisson absorbée contiendra des proportions plus considérable de ce principe actif, la caféine.

Mais, nous le répétons, ce qu'on nous sert à table n'est qu'une dissolution plus ou moins diluée de café torréfié, c'est-à-dire très-faible en caféine. L'action de cette substance se trouve donc considérablement amoindrie, et, dans ces conditions, on a raison de le dire, les propriétés du café sont plutôt excitantes qu'anaphrodisiaques ; il éveille le cerveau et les sens, chasse le sommeil, active les fonctions cérébrales relatives à la manifestation de la pensée, favorise la digestion, dissipe parfois les congestions occasionnées par l'ingestion des liqueurs alcooliques, et enfin excite les plans musculaires de la vie organique. C'est surtout pour ce dernier motif que Ricord, Cullerier, Fournier et Vidal de Cassis le proscrivent, à juste titre, dans la blennorrhagie.

4° *Tabac.* — M. le Dr Martin-Damourette me racontait dernièrement qu'il avait donné des soins à un monsieur d'une trentaine d'années, d'apparence vigoureuse, mais atteint d'anaphrodisie. Ne trouvant aucune cause rationnelle à cet état morbide, il vint à lui demander sa profession : ce monsieur était employé à la manufacture des tabacs, et restait toute la journée exposé aux émanations de nicotine. Fixé sur la valeur de ce renseignement, M. Martin-Damourette donna le conseil à son client de solliciter un congé ; le malade partit aux eaux, et trois semaines après son départ, il avait recouvré toute la vigueur primitive de ses fonctions génitales.

M. Ségalas cite aussi l'exemple d'un jeune homme qui passait une partie de ses journées dans un fumoir public, où il consommait plus de vingt cigares par jour. Peu à peu ses fonctions digestives s'altérèrent, sa mémoire se perdit, et il devint impuissant. Etant sur le point de se marier, il alla consulter M. Ségalas qui lui conseilla de quitter l'usage du tabac. Le jeune homme se montra fort docile à cette recommandation, et, au bout de quelques semaines, sa puissance génitale était revenue, il pouvait accomplir régulièrement le coït.

Dans un récent discours, qui fit sensation parmi les intéressés, le savant président de la société contre l'abus du tabac menaçait, par une boutade assez spirituelle, tous les fumeurs de ne plus pouvoir, avant l'âge où on abdique, se montrer agréables auprès des dames.

Enfin, quelques auteurs ont signalé l'abus du tabac comme une des causes probables ayant le plus d'influence sur la dépopulation que constatent les statistiques.

Il me semble qu'on a parfois un peu exagéré les pernicieux effets du tabac. Pourtant, on doit convenir que si, à dose modérée, il exerce plutôt une action bienfaisante, surtout chez les gens à tempérament sanguin ou lymphatique, dont il stimule le tube digestif, le tabac ne convient nullement aux personnes nerveuses, à celles qui ont une profession sédentaire et s'adonnent aux travaux de tête excessifs. C'est chez elles que les abus du tabac produisent les plus funestes résultats; c'est chez elles qu'on constate ces anesthésies du goût (inappétence), des nerfs de l'estomac (dyspepsie), des nerfs de l'intestin (constipation), et d'autres accidents beaucoup plus graves : l'hémiplégie, l'amaurose, enfin l'anaphrodisie. Cette dernière affection résulte toujours de l'excitation du grand sympathique et de la contraction des artérioles caverneuses.

Bien d'autres substances ont la réputation d'avoir une action anaphrodisiaque.

D'après Ricord, le lupulin contenu dans le houblon empêche les érections : d'où l'influence nuisible de la bière sur la puissance génitale. Pline prétend que les semences de nénuphar éteignent, en quarante jours, les appétits vénériens. M. Roubaud assure que le camphre surtout absorbé à l'état moléculaire, amène une grande faiblesse dans l'énergie sexuelle ; il dit avoir eu l'occasion d'observer maintes fois ces résultats sur des personnes qui usaient habituellement des cigarettes au camphre de Raspail.

Le haschisch, la laitue, le nitrate de potasse, et bien d'autres produits minéraux et organiques, dont la crédulité vulgaire augmente sans cesse la liste, ont été l'objet de semblables appréciations.

Disons, pour terminer, que, dans l'antiquité, les prêtres égyptiens faisaient provision de chasteté en ingérant chaque jour une petite quantité de ciguë.

TRAITEMENT DE L'ANAPHRODISIE.

Voici notre travail arrivé à sa partie la plus manifestement pratique, et qui en sera la conclusion. Le traitement de l'anaphrodisie forme une question délicate, une étude difficile, pour laquelle les ressources fournies par les connaissances physiologiques et la classification étiologique vont nous être d'un grand secours.

Et, de fait, à moins d'être le résultat d'une ingestion directe de substances anaphrodisiaques, la perte des facultés viriles, on peut le dire, est toujours le symptôme d'un état morbide ou d'une lésion organique. Il ne suffit donc pas d'en avoir constaté simplement l'existence, pas plus qu'il ne suffit d'avoir découvert des traces d'albumine dans les urines ou diagnostiqué tel signe exclusif dans une maladie, on doit encore s'appliquer à en rechercher l'origine. C'est que les diverses indications thérapeutiques doivent ressortir de la nature même du principe morbifique auquel se trouve rattachée l'impuissance.

Mais, avant d'aller plus loin, il nous semble indispensable d'élucider un point du plus haut intérêt : existe-t-il de véritables aphrodisiaques, en un mot la matière médicale nous fournit-elle des médicaments qui produisent une stimulation *spéciale* des tissus érectiles, et la turgescence des organes génitaux?

Ainsi posée, nous n'hésitons pas à trancher nettement la question par une négative.

Non, il n'y a pas d'aphrodisiaques, de substances médicamenteuses qui agissent uniquement sur l'orgasme vénérien. Comment s'imaginer, en effet, que tel produit, minéral ou organique, introduit dans les voies de l'économie, puisse limiter son influence sur le tissu d'une seule région à l'exclusion de tous les autres ? Où serait la cause de cette électivité singulière ?

Les médicaments, nous le savons, ont une action locale ou générale. Mais, versés dans le torrent circulatoire, ils n'agissent que sur les éléments anatomiques, dont ils modifient la structure ou les fonctions; c'est ains que les uns se portent sur les globules sanguins, les autres sur les fibres musculaires, d'autres, enfin, sur les fibres nerveuses, etc. Mais il n'en est aucun qui réserve une action spéciale sur les éléments anatomiques d'une seule région. Si tel produit paralyse ou excite les fibres motrices, si tel autre change la constitution des hématies, ces résultats se manifestent dans toutes les parties de l'organisme, et c'est là une règle absolue qui ne saurait admettre d'exception.

Certes, la thérapeutique est encore bien loin du degré de perfection qui lui permettra de classer les substances d'après leur mode d'action sur des éléments semblables; mais les expériences modernes permettent de regarder comme une profonde erreur la prétendue *électivité* ou *spécificité* de certains médicaments.

Nous pouvons donc affirmer, de la façon la plus catégorique, qu'il n'existe pas d'aphrodisiaques dans le sens étroit, spécial, fixé par les anciens auteurs, et cette affirmation constituera, pour nous, un excellent criterium à l'aide duquel nous pourrons apprécier sûrement la nature et le mode d'action des différentes substances réputées aphrodisiaques.

Loin de nous l'intention de passer en revue la longue série de tous les agents qui, depuis l'antiquité jusqu'à nos jours, ont joui de cette merveilleuse réputation. — On ne peut se figurer tout ce que l'imagination humaine a pu inventer pour réveiller les fonctions génitales éteintes, surtout lorsqu'il s'agissait d'un grand personnage, ministre ou prince, récompensant fastueusement les services de l'alchimie. Les trois règnes de la nature ont été mis à contribution ; on a fouillé les entrailles des animaux, confié à l'alambic les végétaux des deux mondes, soumis les minéraux aux réactions les plus burlesques, pour composer des poudres, des élixirs, des teintures, dont le catalogue remplirait des volumes entiers. — Dans une seule formule, qui m'a semblé typique, on trouve réunis la terre de cimole, l'ambre gris, le musc, les perles préparées, les rubis, les émeraudes, le grenat, le sandal rouge, le sandal jaune, le mastic, le jonc odoriférant, la cannelle, la myrrhe, l'aloès, le gingembre, la rhubarbe, l'absinthe, le corail rouge, le bol d'Arménie, l'ivoire calciné, etc. — On broyait ces ingrédients, on les réduisait en poudre qu'on arrosait avec des vins odoriférants, et on faisait une pâte, à laquelle les marchands donnaient des formes et des dimensions diverses. — C'est à peu près de cette façon que se confectionnaient les tablettes mongoles, les diablotins et les fameuses pastilles du sérail.

Les modernes, grâce aux progrès de la chimie, ne sont point tombés dans les écarts d'une polypharmacie ridicule. Mais, comme la physiologie étiologique de l'anaphrodisie leur était totalement inconnue, ils ont continué à administrer certaines substances d'après des données purement empiriques, et on peut assurer que le seul progrès réalisé a longtemps consisté dans l'arrangement plus méthodique des produits employés.

Les agents de la médication dite *aphrodisiaque* peuvent se diviser en *trois* groupes :

1° *Agents médicamenteux* (cantharide, — phosphore, — strychnine, — opium et alcool à doses modérées, — musc, castoréum, vanille, menthe, etc.) ;

2° *Agents physiques* (hydrothérapie, — calorique, — électricité, — magnétisme) ;

3° *Agents mécaniques* (massage, — flagellation, — ventouses, — sinapismes).

Il est aussi quelques substances comestibles ou alimentaires qui ont une réputation vulgaire comme aphrodisiaques ; telles sont la truffe, l'ail, la chair phosphorée de certains poissons, les crustacés, surtout le homard, les œufs, etc. Mais il nous semble bien difficile de mesurer leur action, qui a le plus souvent pour elle la complicité d'aliments succulents, de vins généreux, capables à eux seuls de surexciter l'instinct génital ou de provoquer le réveil éphémère d'une puissance assoupie.

Nous allons donc procéder à un examen rapide des diverses substances médicamenteuses qui ont pour effet de stimuler les fonctions génitales.

1° *Cantharide.* — Elle exerce une action purement locale. Son passage dans l'urèthre et dans la vessie suffit pour amener une irritation qui, par action réflexe, détermine l'afflux du sang dans le tissu érectile de la verge; aussi l'injection de teinture de cantharide par l'urèthre, ou les frictions sur le périnée, sont-elles susceptibles de produire les mêmes résultats que l'administration interne. Mais l'introduction de la cantharidine dans le torrent circulatoire n'est pas exempte de dangers. Outre les empoisonnements qu'on a cités, surtout chez les débauchés qui en font un usage presque journalier, il n'est pas rare d'observer des cystites et même des néphrites consécutives; enfin, les érections peuvent acquérir, chez certains sujets impressionnables, les proportions d'un véritable priapisme, ou causer des ruptures du pénis, comme le prouvent les deux cas de ce genre, rapportés par MM. Richet et Huguier. — Ce n'est donc qu'avec une extrême réserve que le praticien doit recourir à cette excitation cantharidienne, qui, je le répète, est simplement locale, et n'a rien de spécifique.

2° *Phosphore.* — Administré à l'intérieur, le phosphore agit sur les globules sanguins, et forme un reconstituant au même degré que le fer. Il possède une action réparatrice sur tous les tissus, principalement sur les os et l'élément nerveux; enfin, il excite toutes les fonctions. C'est donc un véritable reconstituant et stimulant général; et, sous cette double qualité, il ne pouvait manquer d'exercer une influence salutaire sur l'exercice des fonctions génitales.

Le sperme, contenant une assez notable quantité de phosphates, il est manifeste que le phosphore, par son appoint, fortifie le liquide générateur et active sa sécrétion. D'un autre côté, beaucoup de médecins ont constaté que l'huile de foie de morue, qui renferme du phosphore et semble même tenir de cet élément ses propriétés réparatrices, provoque souvent les érections chez les personnes débilitées auxquelles on l'administre pendant un certain temps.

La meilleure préparation, pour donner le phosphore, est sans contredit le sirop de lacto phosphate de chaux de Dusart, qui contient environ 1 gramme de principe actif par cuillerée à bouche.

3° *Strychnine*. — Elle exerce une action directe sur la fibre musculaire, dont elle provoque les contractions. Aussi, employée contre l'anaphrodisie, elle excite les muscles bulbo et ischio-caverneux et tous ceux qui concourent à l'érection, et favorise le maintien de la rigidité pénienne en retenant, par les contractions musculaires ininterrompues, le sang dans les aréoles du tissu érectile. Trousseau, qui a prescrit plusieurs fois, dans ce but, les préparations strychnées, en signale les excellents effets dans son *Traité de thérapeutique* (tome Ier, page 778.) Mais ses doses me paraissent un peu exagérées. L'illustre clinicien prétend pouvoir donner, sans aucun danger, l'extrait alcoolique de noix vomique jusqu'à concurrence de 0 gr. 70 et 0 gr. 80 centig. par jour. Ce médicament, dont l'ingestion produit parfois des phénomènes tétaniques assez prononcés (trismus, contracture des muscles du cou, fourmillements, rigidité du tronc, etc.), me semble exiger trop de circonspection pour que je me croie autorisé, même avec l'exemple imposant du professeur Trousseau, à l'administrer aussi libéralement.

Dans certaines occasions, il est très-avantageux d'associer le fer à la noix vomique, et alors on peut établir cette formule :

Limaille de fer. . . . . 0 gr. 05
Extrait alcoolique de noix vomique. . 0 gr. 03
Poudre de rhubarbe. . . . . 0 gr. 10
Miel. . . . . Q. S.

pour une pilule.

On débute par une, et on peut aller progressivement jusqu'à 7 ou 8 par jour, prises au moment des repas.

4° *Alcool et opium.* — A doses modérées, ces deux substances paralysent les nerfs voso-moteurs, et, par conséquent, produisent la dilatation des artérioles caverneuses, ce qui favorise l'afflux sanguin dans le tissu érectile de la verge.

Le fait est si vrai, que beaucoup de praticiens ont fréquemment observé que l'opium augmentait les érections dans la blennorrhagie, et tout le monde sait que les vins généreux, pris sans excès, dans un bon repas, rendent dispos aux plaisirs de l'amour. Mais, à doses abusives, l'alcool congestionne les centres nerveux, l'opium les stupéfie, et alors les fonctions génitales, loin d'être excitées, sont au contraire frappées d'alanguissement.

Quant aux autres substances médicamenteuses (musc, castoréum, vanille, menthe, etc.), leur action est assez incertaine et variable suivant les individus. M. Roubaud nous parle d'un de ses amis qui ne peut manger de crème à la vanille sans avoir des érections formidables. Je ne conteste pas le fait; mais, par sa situation exceptionnelle même, il prouve que la vanille ne produit pas de semblables effets chez tout le monde.

Ces substances sont des excitants du système circulatoire; à ce titre, elles stimulent les fonctions génitales.

Il paraît que les émanations échappées du musc contenu dans le réservoir musculeux du chevrotain mâle excitent vivement la femelle, et que c'est là leur unique destination.

L'action des *agents physiques* est plus importante à déterminer. Ce sont, nous l'avons dit, l'hydrothérapie, le calorique, l'électricité, le magnétisme.

1° *Hydrothérapie.* — Les affusions d'eau froide (bains froids, douches, frictions) manifestent successivement leurs effets par deux sortes de phénomènes : d'abord le contact brusque du froid produit, par action réflexe sur les nerfs sensitifs, une vive contraction des vaso-moteurs, d'où résultent la pâleur des tissus, et le reflux du sang vers l'intérieur. Puis, à ce fait initial, caractérisé par le frisson, succède promptement un mouvement de réaction : les vaso-moteurs, au lieu d'être contractés, se paralysent, et la dilatation des capillaires permet le retour du sang, favorise même la congestion. Sous cette influence, la chaleur renaît, le pouls s'accélère, les mouvements de nutrition deviennent plus énergiques, et il se développe une suractivité musculaire et nerveuse qui facilite l'exercice de toutes les fonctions.

Enoncer ces effets de l'hydrothérapie, c'est indiquer les immenses services qu'elle est susceptible de rendre pour le traitement de l'anaphrodisie.

2° *Calorique.* — L'action immédiate de la chaleur consiste à paralyser les nerfs vaso-moteurs et à dilater les capillaires. Cette propriété, que possède le calorique, de produire directement la congestion, a été parfois mise à profit pour favoriser l'afflux du sang dans le tissu érectile, en un mot l'érection.

C'est dans ce but qu'on administre aux impuissants des boissons très-chaudes, ou qu'on applique sur le périnée des briques, des sachets, des linges chauffés, et que la lubricité a mis en usage bien d'autres moyens établis sur l'influence manifeste du calorique.

Mais nous avouons préférer de beaucoup à l'action du calorique celle de l'eau froide, dont les effets, en définitive, sont identiques, quoique différemment produits, et ont sur l'économie tout entière un retentissement salutaire.

3° *Electricité.* — On sait que les courants *induits* déterminent la contraction prompte et permanente des muscles striés. Dans le traitement de l'anaphrodisie, pour agir directement sur les tissus érectiles et en amener la turgescence, il est nécessaire d'employer la faradisation cutanée, qui produit l'afflux sanguin par action réflexe sur les nerfs sensitifs. Nous avons vu comme ce moyen avait réussi entre les mains du Dr Althaus, pour la guérison d'une impuissance dépendant de la paralysie des muscles bulbo et ischio-caverneux.

4° *Magnétisme.* — Il estbien moins efficace que l'*électricité*, et son usage est parfois assez difficile. Il consiste à appliquer des plaques aimantées sur le périnée et autour de la verge.

Pour terminer, il nous reste à examiner les *agents mécaniques*, qui sont : le massage, la flagellation, la ventouse et le sinapisme.

1° *Massage.* — Employé comme moyen hygiénique chez tous les peuples de l'Orient, il est recommandé par Trousseau contre l'anaphrodisie. Les débauchés l'emploient surtout pour faire disparaître les fatigues succédant à des abus vénériens. Il leur semble que l'élasticité musculaire de la jeunesse se réveille sous la main qui les presse, que les forces se rétablissent, que le jeu de toutes les fonctions s'exerce plus librement.

2° *Flagellation.* — Par action réflexe sur les nerfs sensitifs, elle augmente l'afflux sanguin sur les parties touchées et favorise, par conséquent, l'érection.

C'est là un moyen dont les libertins de tous les âges et de tous les pays ont fait usage dans le but de reveiller leurs sens éteints. Pic de la Mirandole cite un vieux débauché, qui donnait lui-même à la femme dont il voulait jouir, des verges trempées dans du vinaigre, et la suppliait de le frapper jusqu'à ce qu'il fût complètement épuisé.

Malgré ces profits immondes que la luxure tire de la flagellation, la médecine, qui a le droit et même le devoir de prendre son bien partout où elle le trouve, ne renonce pas à ce moyen thérapeutique.

3° *Ventouse et sinapisme.* — Ce sont des procédés à l'aide desquels on se propose d'attirer le sang dans les corps caverneux et de déterminer ainsi une érection d'une façon toute mécanique.

Mauvais moyens, piètres effets, sinon dangereux.

Nous venons de passer successivement en revue tous les agents que la thérapeutique moderne met en notre pouvoir pour traiter l'anaphrodisie ; nous connaissons leur nature, nous avons analysé leurs modes d'action ; il nous reste à déterminer les indications inhérentes à chacun d'eux.

C'est qu'en effet, s'il n'y a pas d'*aphrodisiaques* proprement dits, comme nous croyons l'avoir démontré, il y a cependant une médication aphrodisiaque : tous les états morbides qui condamnent l'homme à l'impuissance avant l'âge peuvent être combattus avec succès par des traitements appropriés.

Pour fixer ces différentes sortes de médication, il nous suffira de formuler brièvement l'indication des moyens thérapeutiques auprès des causes qui auront fait naître le symptôme d'anaphrodisie.

1° *Altération du sang ou troubles de nutrition.* — Dans ces cas, on comprend qu'il soit nécessaire de recourir aux substances qui agissent directement sur les globules sanguins. Si c'est à la *syphilis* que se rattache l'impuissance, on devra prescrire l'iodure de potassium et le mercure; en même temps les toniques, l'hydrothérapie, les bains de mer, l'exercice à la campagne, etc.

Si c'est l'*anémie* qui est la cause de la frigidité génitale, le fer, l'huile de foie de morue, le sirop de lactophosphate de chaux, les stimulants constitueront la thérapeutique appropriée.

Enfin, pour combattre les diverses intoxications (saturnine, alcoolique), le diabète sucré, la goutte, la diphthérie, la maladie de Bright, la dyspepsie, les indications du traitement devront découler de la nature même de l'affection qui est l'origine du mal.

2° *Altérations des centres nerveux ou troubles d'innervation.* — Lorsqu'il s'agit d'une lésion matérielle (ataxie locomotrice, tumeurs cérébrales, fractures du crâne ou de la tige rachidienne), la thérapeutique, on doit en convenir, est assez bornée ; dans les cas de paralysie, l'électricité d'induction a parfois rendu de grands services ;

si l'altération se rattache à la syphilis (gomme, exostose), l'iodure de potassium et le mercure sont d'une pleine efficacité.

Dans les *névroses*, surtout lorsqu'il y a consomption succédant aux abus vénériens, à l'onanisme, à la spermatorrhée, on pourra, pour le réveil des fonctions génitales, retirer d'excellents effets des toniques, parfois des strychnés, mais principalement de l'hydrothérapie.

3° *Lésions accidentelles des organes nécessaires à l'érection.* — C'est ici, plus que pour tout autre ordre de causes, que la médication doit nécessairement varier suivant la nature même des causes, et l'exposé seul de celles-ci (cicatrices vicieuses du pénis, phlébite de la veine dorsale, paralysie des muscles annexes de la verge, affections de la prostate, rétrécissements de l'urèthre, atrophie testiculaire, hydrocèle, hernies inguinales, testicule syphilitique, etc.) semble suffisant pour déterminer l'emploi des moyens les plus appropriés.

4° *Anomalies congénitales.* — Il en est malheureusement auxquelles on ne peut obvier : telle est l'absence de la verge ou des testicules. Mais il est possible de remédier au phimosis congénital par la circoncision, à la brièveté du frein par l'excision ; et M. Félix Roubaud, dans son ouvrage, donne la description d'un petit appareil destiné à corriger l'extrême exiguïté du pénis, de façon à permettre le coït.

5° *Perversions de l'imagination.* — Pour traiter l'anaphrodisie, quand elle dépend d'un trouble de l'imagination, le savoir et l'expérience ne suffisent pas toujours chez le médecin ; il est parfois indispensable de leur adjoindre le tact de l'homme du monde, et la tâche est d'autant plus difficile, que très-souvent les phénomènes échappent à l'investigation la plus attentive.

En un mot, et pour nous résumer, le traitement de l'anaphrodisie, toujours subordonné à la cause productrice, doit remplir les indications suivantes :

Fortifier l'appareil génital s'il existe de l'atonie.

Régulariser la fonction si elle est troublée.

Combattre la faiblesse des muscles, la trop grande sensibilité des nerfs, ou rétablir l'équilibre entre les deux systèmes nerveux et musculaire.

Traiter les lésions accidentelles et corriger les vices de conformation.

Enfin remédier aux écarts de l'imagination.

L'anaphrodisie, quelle qu'en soit la cause, entraîne à sa suite des conséquences regrettables pour l'individu, la société, la famille. Le médecin doit donc appliquer à sa cure toutes les forces de son attention, toutes les ressources de son savoir, pour rendre à un appareil organique l'aptitude fonctionnelle qu'il a prématurément perdue. Mais il est obligé de se tenir en garde contre les exigences de la lubricité, lorsqu'il s'agit d'individus dont l'impuissance est le résultat naturel, physiologique des progrès de l'âge.

La science doit se détourner de ces vieillards débauchés qui veulent « *réparer des ans l'irréparable outrage;* » de ces libertins épuisés qui lui demandent un moment d'énergie factice pour s'enivrer dans une dernière orgie, pour outrager la nature dans une volupté contrainte et pleine de dangers. User, en pareil cas, de la fastueuse thérapeutique aphrodisiaque, c'est se rendre complice des plus honteux dérèglements et méconnaître le but suprême de la science, en donnant aux malheureux qu'on abuse des conseils susceptibles d'abréger leur existence. Dans le traitement de l'anaphrodisie, il ne suffit pas que la raison souscrive aux moyens employés, il faut encore que la moralité les approuve.

C'est qu'en effet la mission du médecin ne consiste pas uniquement à tâter le pouls des malades et à formuler des ordonnances ; il lui est échu un rôle social, et ce rôle est d'autant plus important, que la loi accorde au médecin, avec juste raison, une complète indépendance, une discrétion presque absolue dans ses moyens d'action !

A. Parent, imprimeur de la Faculté de Médecine, rue M.-le-Prince, 31.

www.ingramcontent.com/pod-product-compliance
Ingram Content Group UK Ltd.
Pitfield, Milton Keynes, MK11 3LW, UK
UKHW020412230726
13925UKWH00004B/1373